# はじめに

すべてつなげれば全長10万キロ！
なんと地球2周半分！
人体最大の臓器「血管」のしなやかさこそ
60代70代80代を襲う怖い「老化ドミノ」を
乗り越え100歳を超えても
元気に生きる人の共通点

60代70代になると、

**「近所の友達が倒れてしまった」**

**「妻(夫)が寝たきりになった」**

**「急に知り合いが老け込んだ」**

といったようすを目にすることが増えてきます。

また、自分自身も

**「年のせいか、最近、体の調子が悪い」**

と不安になっている人もいるのではないでしょうか。

80歳を前に衰えて大病を招く人と

80歳を過ぎても元気な人……

両者の分かれ道は、なんでしょうか。

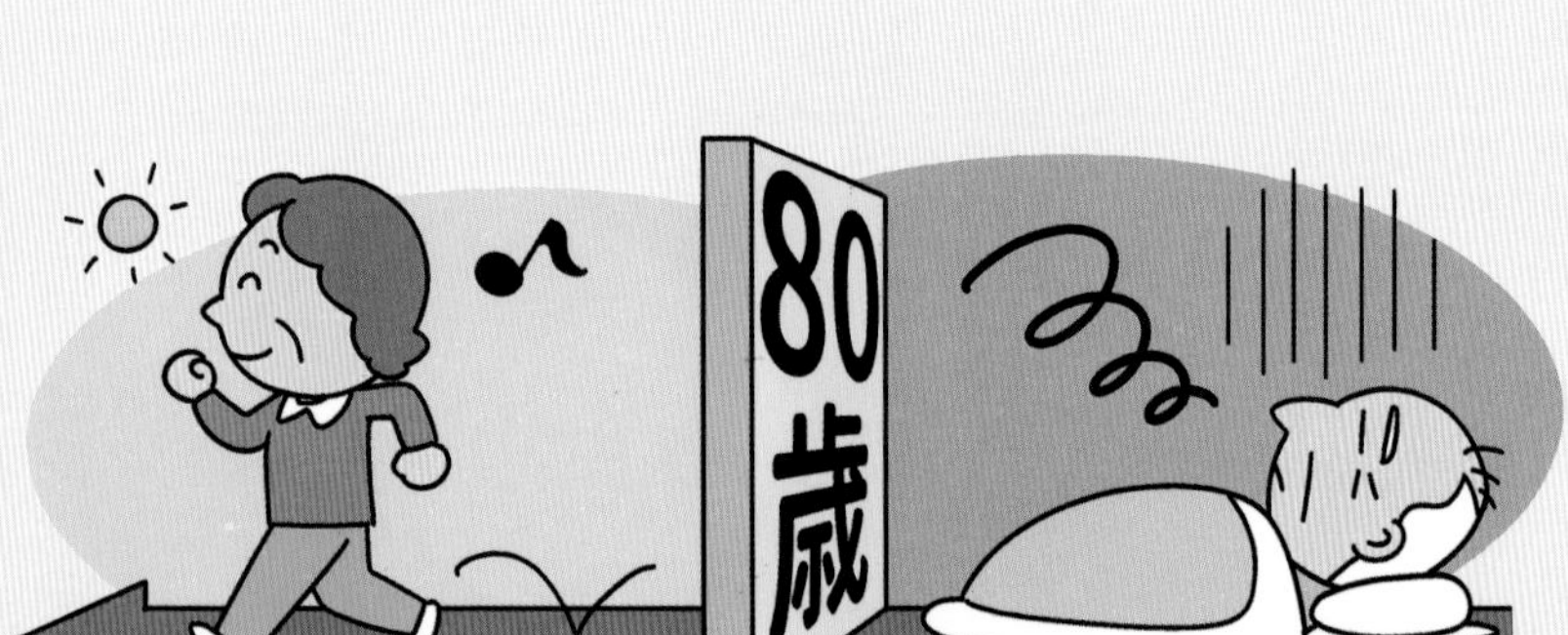

その最大の違いは……
ずばり**血液の流れ（血流）**です。
血管は、こんなふうに全身を
くまなく巡っています。

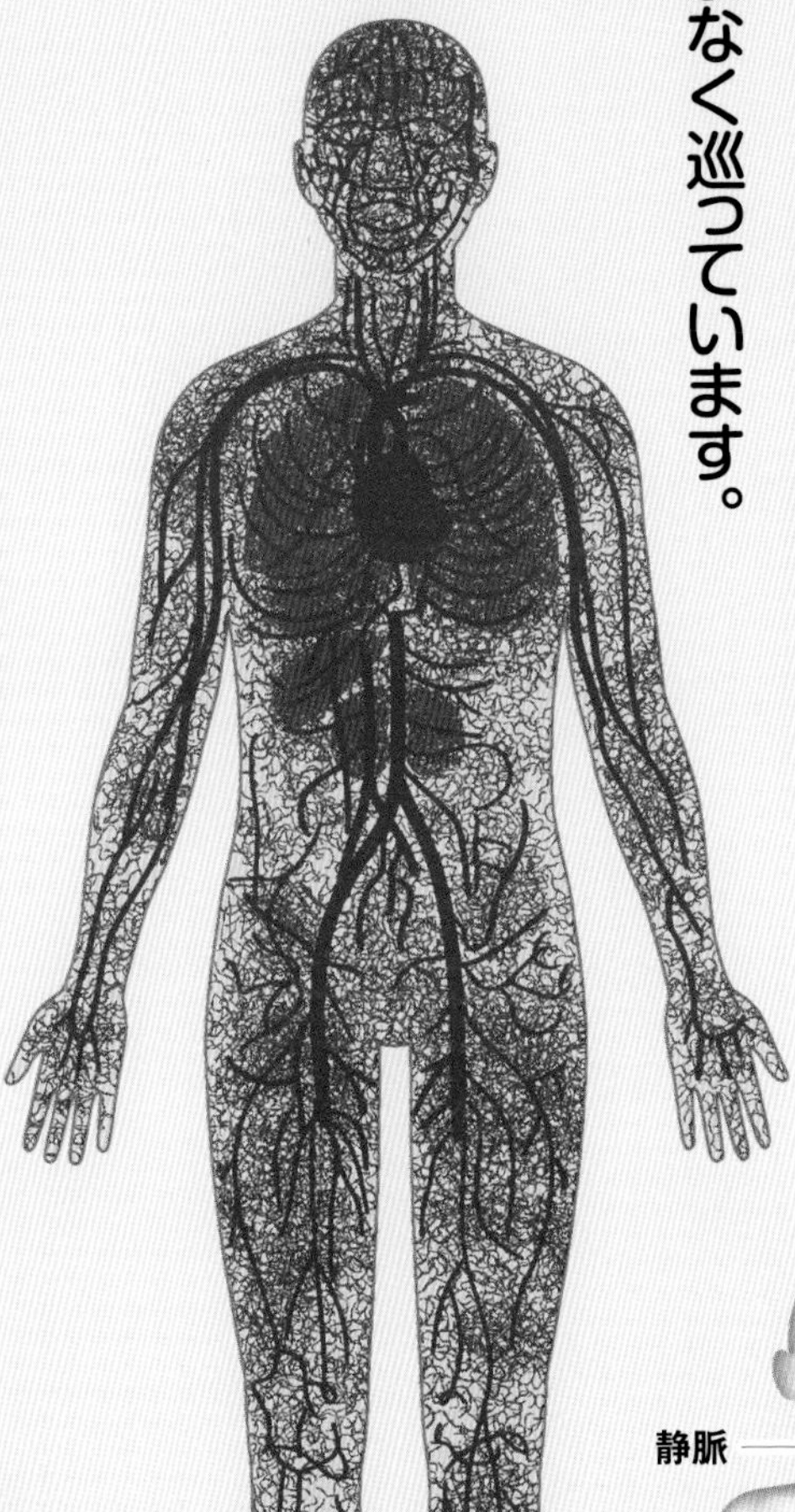

人間の体の血管を一直線に延ばすと、なんと**10万キロ**、
**地球2周半分**もあるといわれているのです。

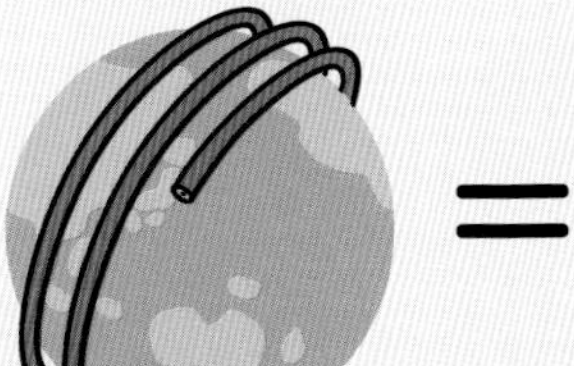

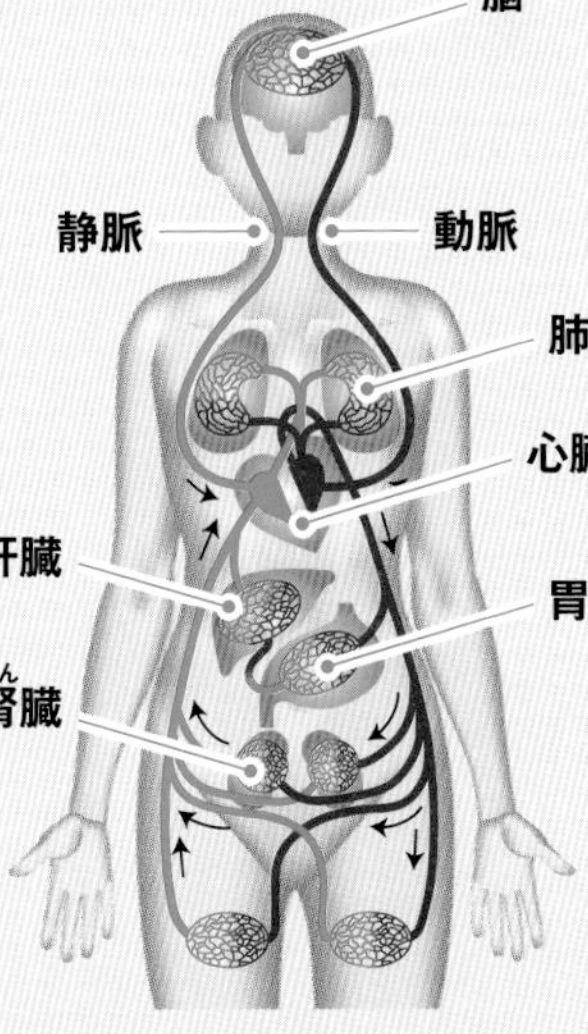

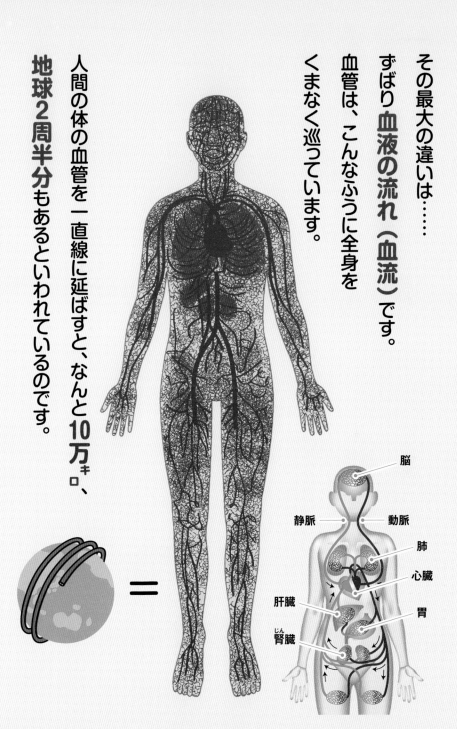

申し遅れました。
私は国立愛媛大学病院の抗加齢ドックで医師をしている
伊賀瀬道也《いがせみちや》と申します。

「人間は血管とともに老いる」という
トーマス・シデナム*の有名な言葉があります。

私はこれまで延べ4000人の
患者さんの診療に当たる中で、
「老化をいかに遅くするか」について
血管の柔軟性や血管年齢を
見ながら研究してきました。

**抗加齢ドックとは**

中高年の人が健康長寿を実現できるよう最新の方法で血管年齢や骨密度、認知機能などを調べる総合的な検査。検査結果を踏まえ、老化予防のための具体的な生活のアドバイスも行う。

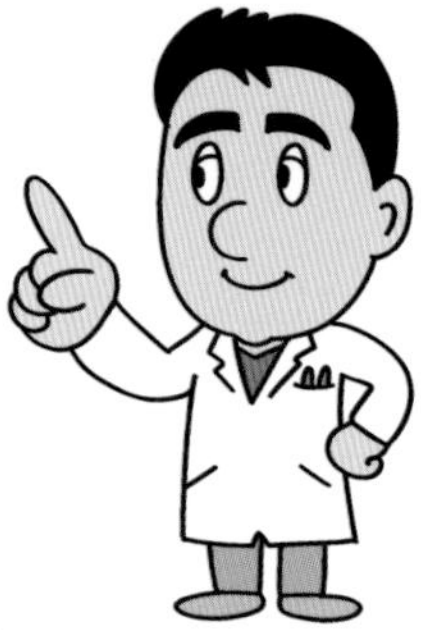

＊17世紀の英国の医師

「脳卒中や心筋梗塞《こうそく》が怖い」「血圧が高い」
「血糖値が高い」「太ってきた」と思っても、
深刻な不調がなければ、
ついつい放置してしまうものです。

しかし、
「疲れやすくなった」「物覚えが悪い」
「顔のシミ・シワが目立つ」「手足が冷える」
「階段で息切れする」などなど
「最近、年のせいかなあ……」と思える悩みがあったら、
それは、実は、**血管の劣化のサイン**です。

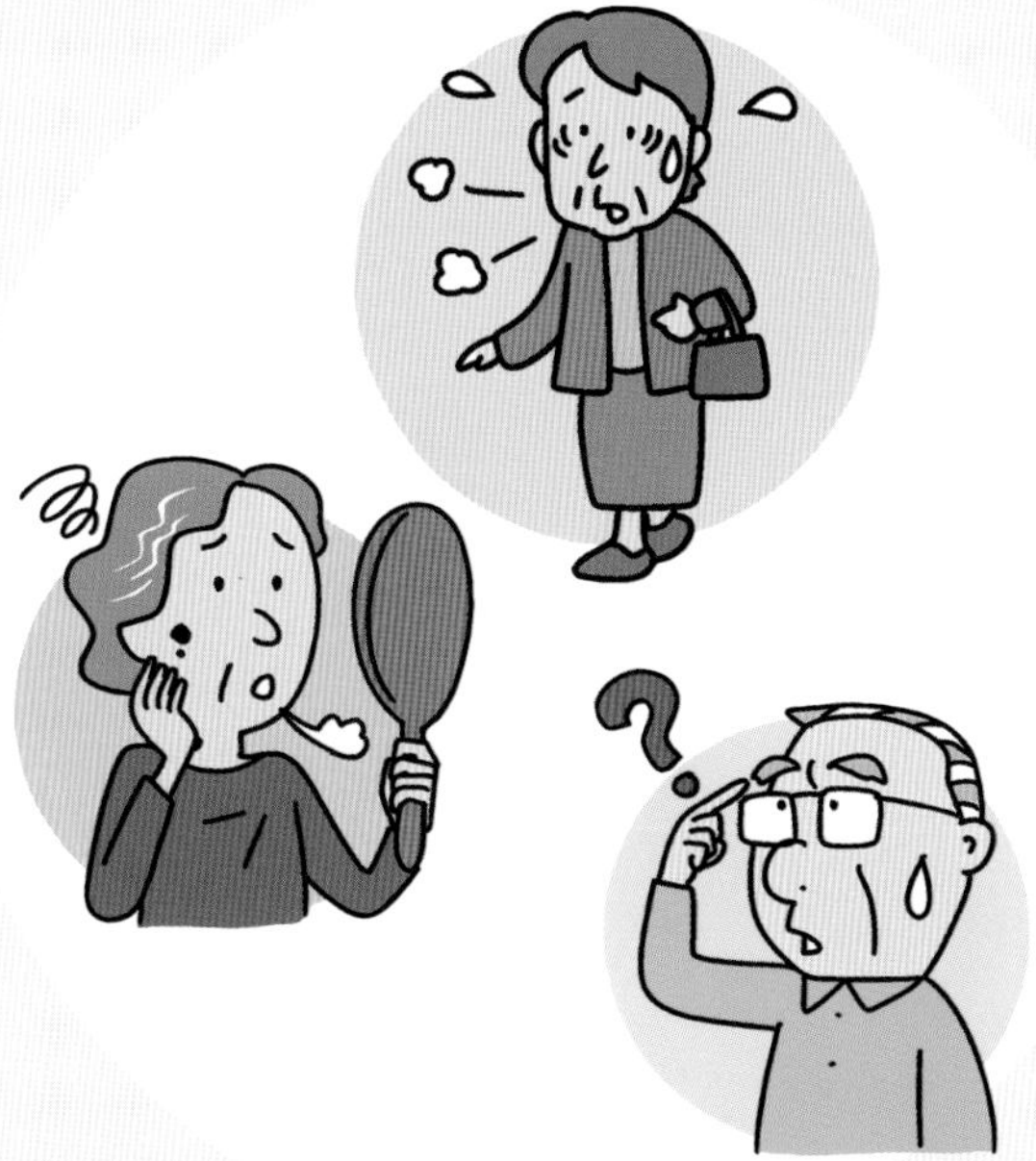

血管は、全身の臓器や肌、脳に酸素や栄養を送り、
老廃物など不要なものを回収しています。
しかし、20代から血管の劣化が始まると、
血流が途絶え毛細血管がヨレヨレになったり、
動脈硬化が進行してカチカチになったりして、
血流が悪くなっていき、
さまざまな不調となって現れます。

そして、そのまま60代70代になると、
全体のうち実に半数の毛細血管の血流が途絶え、
糖尿病や心筋梗塞、脳卒中、さらには認知症や骨粗鬆症《こつそしょうしょう》など、
ドミノ倒しのように次々と大病が起こるのです。

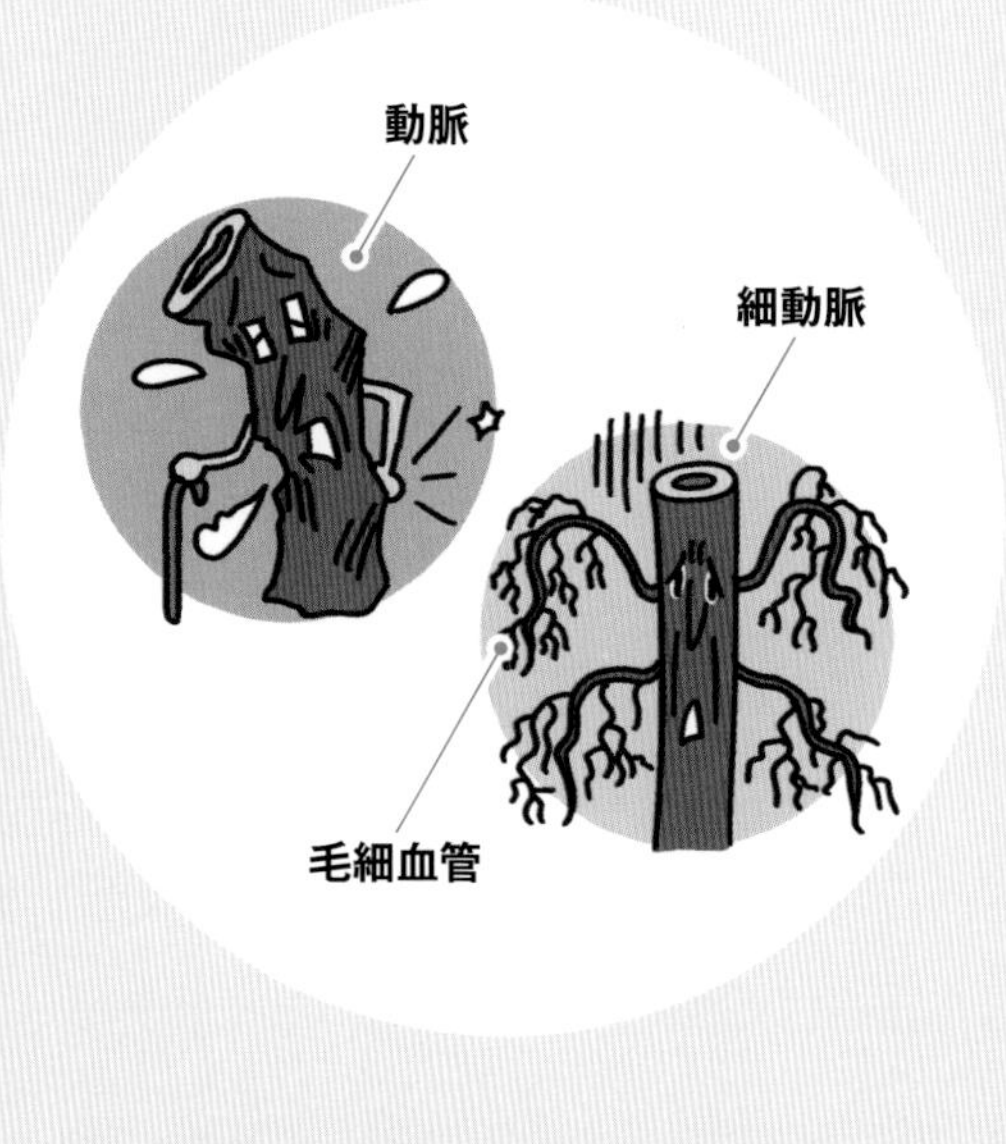

2019（令和元）年の日本人の平均寿命は
**男性81・41歳**、女性**87・45**歳です。
日本は世界トップクラスの長寿国です。
しかし、晩年に不健康な状態で過ごすことを
余儀なくされる人が多い国でもあります。

**健康寿命**とは
**「日常生活で介護を必要とせずに過ごせる期間のこと」**
2019（令和元）年の健康寿命の平均は
男性**72・68**歳、女性**75・38**歳となっています。
多くの人が10年も介護が必要な状態で過ごすことになります。
80歳を超えたとしても、不健康な状態で過ごすことを望む人は少ないでしょう。

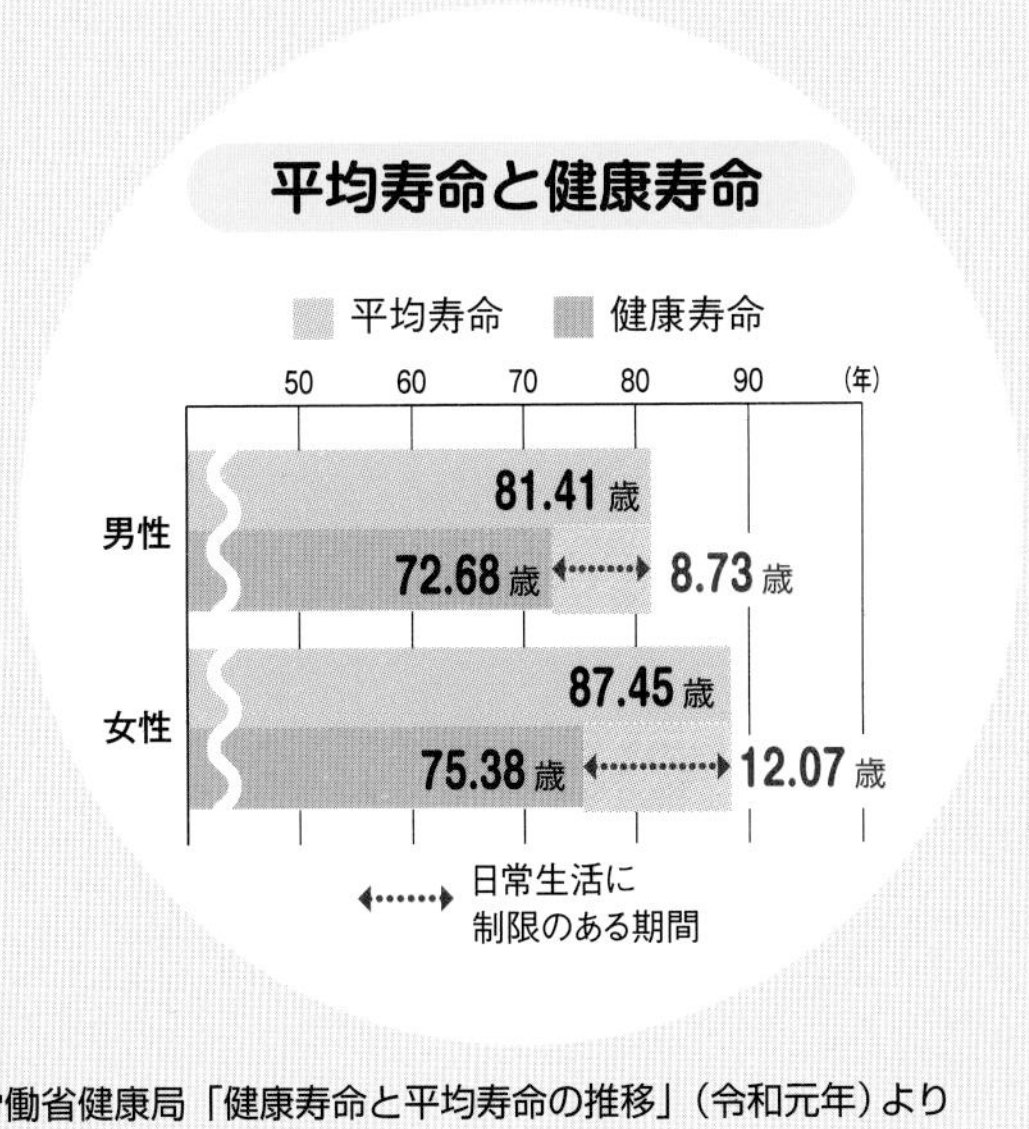


出典：厚生労働省健康局「健康寿命と平均寿命の推移」（令和元年）より

世界では、100歳を超えても自立した生活を送っている人の
共通点を探る「百寿者研究」が盛んに行われています。
そして、最近では百寿者の中でも
さらに少数の110歳まで自立した生活を送る
「スーパーセンテナリアン」と呼ばれる人を
対象とした研究があります。

そうした研究をひも解くと、スーパーセンテナリアンは、
ほかの高齢者に比べ、心臓に負荷がかかったさいに分泌《ぶんぴつ》される
「NT-proBNP《エヌティープロビーエヌピー》*」というたんぱく質の血中濃度が低いことがわかりました。
このことは、スーパーセンテナリアンは、80歳を超えても毎日散歩をしたり、
適度にたんぱく質をとったりして、全身の血流をよくする生活を送る人が多く、
心臓の負担が少なく元気だということを示しています。

＊NT-proBNPとは、心臓から分泌される「脳性ナトリウム利尿ペプチド（BNP）」と呼ばれるホルモンの一種。

血液がたっぷり流れるしなやかな**100年血管**を作れば、
80歳の壁を元気に超え**人生100年時代**を悠々と生きられるのです。

そこで、抗加齢ドックでは、**「血流再生リハビリ」**と題して
血流をよくする運動や食べ方、心がまえなどを患者さんにアドバイスしています。

血流をよくすれば
途絶えた毛細血管が伸びて血流が復活したり、
動脈硬化で硬くなった血管が柔軟になったりする
**「血管リモデリング」**が起こり、
健康寿命を延ばすことにつながるのです。

本書では、その秘訣をみなさんにお教えします。

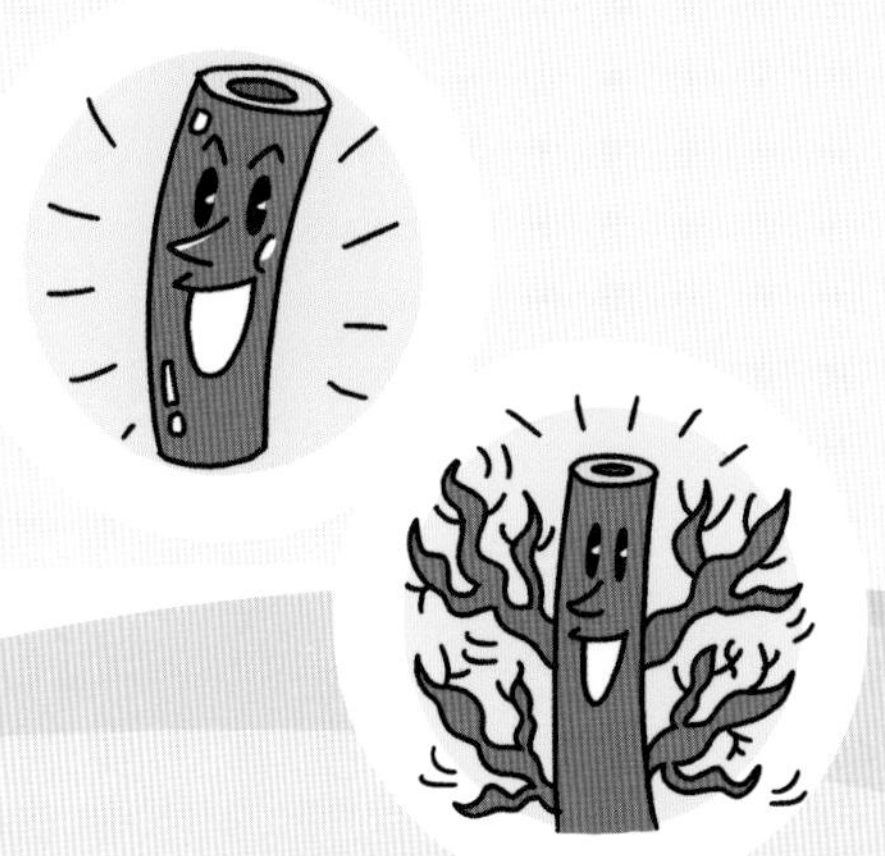

目次

## 第6章

## 国立大医学部の抗加齢ドックが直伝！ 血管内皮細胞が若返り血管寿命がどんどん延びる食べ方の極意 101



## 第7章

## つまらせない！破れない！突然死さえ招く血管病 脳卒中・心筋梗塞・大動脈解離の発症予防と緊急対処法マニュアル 115

## 第8章 70代80代でも間に合う！ 家事・入浴・睡眠など少しの工夫で血管寿命がすごく延びる朝昼晩の24時間スケジュール



## 第9章 80歳の壁を超え、人生100年時代を元気に生きる！ 最新データでわかった血管寿命が延びて幸せ長寿者になる生き方

# 第1章

# 80歳を前に高血圧・糖尿病・腎臓病・心筋梗塞・認知症など大病でバタバタと倒れる人が増える老化ドミノの真の原因は、血管の耐用年数「血管寿命」の短命化

# 酸素や栄養を全身に送り健康を保つ血管は

# 本来100年以上持つが、早い人は20代から劣化が始まる

血管は、心臓を中心に体のすみずみに張り巡らされ、**血液を介して全身の細胞に酸素や栄養を送り届けて老廃物や二酸化炭素といった不要な物質を回収する重要な役目を担っています**。私たちが健康を維持できるのは、血管の働きのおかげなのです。

血管は、**「動脈」「静脈」「毛細血管」**の3種類に大別できます。

動脈は、心臓から送り出した血液を全身の臓器に届ける血管で、心臓の鼓動とともに脈打って血液を押し出すので、内部には強い圧力がかかります。そのため、動脈は血管壁が厚く弾力性に富み、しなやかなのが特徴です。

静脈は、血液が全身の臓器から心臓に戻っていくときに通る血管で、動脈に比べると血管壁は薄く、血液が逆流しないように弁があります。

毛細血管は、その名のとおり毛のように細い血管で、太さは頭髪のわずか10分の1程度ですが、体の血管の95～99％以上を占めています。動脈から分岐して37兆個の細胞に血液を直接届け、老廃物を回収して静脈へと届ける重要な役目を担っています。

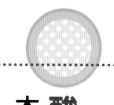

医師や研究者の間では、以前は心臓に連なる大きな動脈ばかりが注目され、毛細血管は動脈に連動して働いているに過ぎないと考えられていました。しかし最近では、全身の臓器や組織に血液を直接送る毛細血管の働きこそ、全身の健康状態を左右する要所として、改めて注目されるようになっています。

さて、100歳を超えても、元気で自立した生活を送っている人がいるように、**メンテナンスをして使っていけば、本来、血管は100年はその機能を果たします。**しかし、運動不足や食生活の乱れ、喫煙、ストレスなどがあると、血管の老化は早まり80歳を前に血管の寿命が尽きます。

血管の劣化というと、動脈が硬くなってもろくなる**「動脈硬化」**を思い浮かべる人が多いと思いますが、それに加え、毛細血管に血液が流れなくなって消失する**「ゴースト化」**も問題視されています。これらの血管の劣化は、実は、早い人は20代から始まります。そして、こうした**血管の劣化こそ、80歳を前に大病や寝たきりを招き、寿命が尽きる最も重大な原因**といえるのです。

## 血液の循環

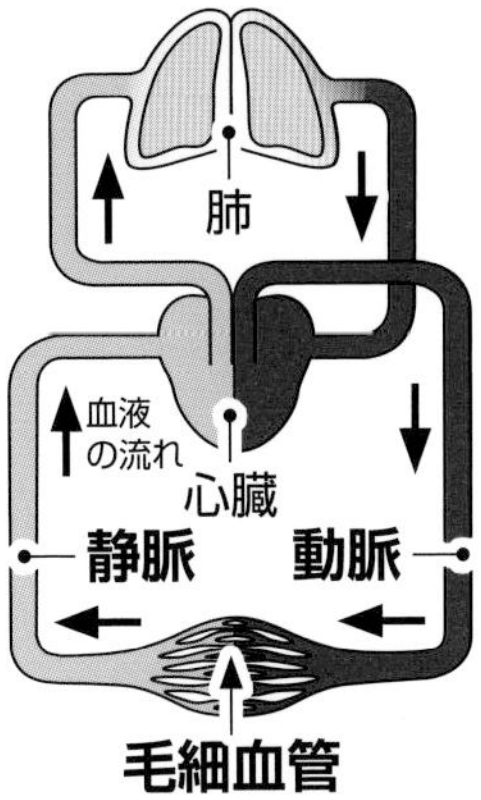


心臓から動脈を通って送り出された血液は、動脈から分岐した毛細血管を流れて肺をはじめとして全身の臓器に行きわたり、静脈を通り心臓へと戻っていく。

## 血管の劣化が進むと80代を前に血管寿命が尽き、大病が次々襲い数年で死に至る「老化ドミノ」が発生

私が担当する愛媛大学病院の抗加齢ドックでは、**脈波伝播速度検査**（両手足の血圧を同時に測定して動脈の硬さを評価する検査）や**頸《けい》動脈エコー検査**（首に超音波を当てて動脈硬化の有無や血管のつまりぐあいを調べる画像検査）を行い、患者さんの血管の劣化度を測定しています。

血管の劣化は個人差が大きく、実年齢よりも血管年齢が若い人もいれば、劣化が進んだ人もいます。当然ながら、血管の劣化が進んだ人ほど、内臓や肌の老化が進み健康状態が悪い傾向にあるのです。

なお、**血管全体の95～99％を占める毛細血管は、20代の量を100％とすると、70代では約40％も消滅する（ゴースト化）との報告があります**。いかに全身の血流が減るかがわかると思います。

そして、血管の劣化が進んで寿命が尽きると、80歳を前に次々と大病や寝たきりを招き、数年で死に至る**「老化ドミノ」**が発生するのです。

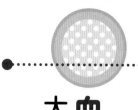

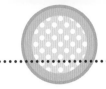

# 動脈硬化➡高血圧・高血糖➡心・腎臓病➡心筋梗塞など「老化ドミノ」は4段階で起こる！

老化ドミノは、どのように起こるのでしょうか。

**第1段階は、毛細血管の劣化による心身の不調**です。疲れやすくなったり、冷えがあったりと、「なんとなく体調が悪い」といった変化が現れたら、毛細血管が劣化して内臓が酸欠になっている可能性があります。

次に、**血圧や血糖値、コレステロール値など健康診断の数値に異常が現れてきたら第2段階**。病気の芽が発生してきた状態といえます。

**第3段階になると、心臓に連なる冠動脈の動脈硬化が進んで**狭心症や慢性腎《じん》臓病といった病気を招き、心筋梗塞《こうそく》や脳梗塞など命取りとなる病気の危険も高まります。

最終の**第4段階では、血管が破れたりつまったりして心筋梗塞や脳卒中などを発症し、大病や寝たきりが起こります**。次《ジ》ペ《ペー》ージから、4段階の老化ドミノについてくわしく紹介していきましょう。

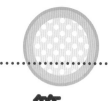

# 第1段階

## 全身に酸素を送る毛細血管の血流が途絶えて消失し、**疲労・息切れ・抜け毛・肌老化**が多発

若いころに比べ、**疲れ**や**息切れ**などの不調が増えたり、**シミ**や**シワ**、**抜け毛**が目立ったりしたと感じたら、血管の劣化の始まりを告げる**老化ドミノの第1段階**と考えられます。こうした変化は、単なる加齢現象でもたらされるのではなく、**毛細血管の劣化**が大いに関係しているのです。

そもそも毛細血管は、8〜20マイクロメートル（7〜8マイクロメートルの赤血球がかろうじて通れるくらい）と顕微鏡でやっと見えるほどの細さです。動脈や静脈は内膜・中膜・外膜の3層構造になっていますが、**毛細血管は、血管内皮細胞の外側を「壁細胞」と呼ばれる細胞が取り囲むだけのシンプルな1層構造**です。血管内皮細胞と壁細胞の間にすきまがあり、そこから適度に血液成分がもれることで、全身の細胞に栄養や酸素が届けられます。

しかし、運動不足や乱れた食生活、喫煙などの原因で毛細血管を囲む壁細胞がはがれると、**血管内皮細胞どうしの連結がゆるみ、血液成分が過剰にもれ出てしまいます。**

そうなると、末端まで血液成分が届かなくなって毛細血管もボロボロになり、最終的に血流が途絶えて消滅してしまいます。

この状態を、**「ゴースト血管」**といいます。

ちなみに、ゴースト血管という名前は、健康を維持する血流が消えた状態を、人のいない街を表す「ゴーストタウン」にたとえ、大阪大学医学部の高倉伸幸《たかくらのぶゆき》教授によって命名されました。2023年に10月20日を「ゴースト血管対策の日」とすることが発表され、日本記念日協会から登録認定されています。

## 毛細血管のゴースト化

**健康な毛細血管**
ほどよく血液成分がもれ出て細胞に酸素や栄養が行き渡る。

**劣化した毛細血管**
壁細胞が衰え血管内皮細胞から過剰に血液成分がもれ出る。

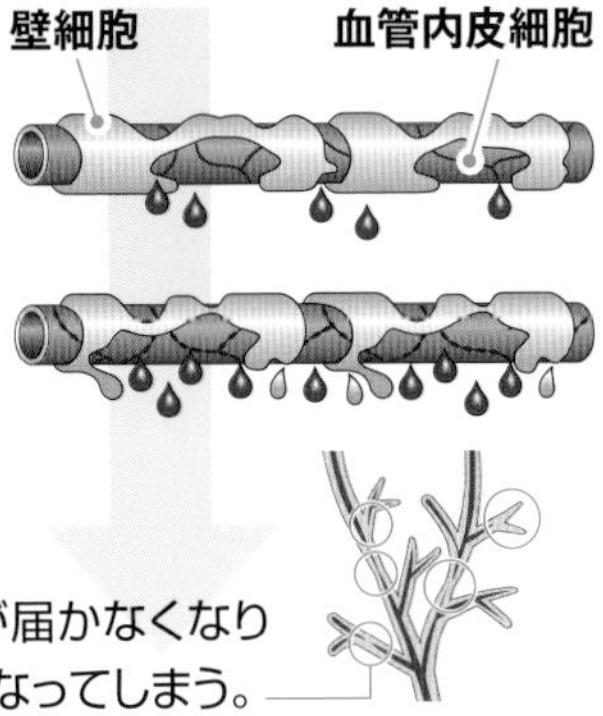


末端まで血液が届かなくなりゴースト血管になってしまう。

ゴースト血管が増えると、細胞から疲労物質が回収できなくなり、疲れやすさや息切れ、体のだるさの原因になります。また、肌の表面近くの毛細血管がゴースト化すると、シミやシワ、クスミ、抜け毛が増え、見た目も老化してきます。そのほかにも、さまざまな不調を招き、やがてドミノが第2段階、第3段階と倒れていくと、心臓や肺、肝臓、腎《じん》臓といった臓器の不調にもつながっていきます。

そのため、将来的に大病を防ぐためにも、こうした不調にいち早く気づき対策を講じることが大切なのです。

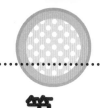

# 第2段階

## 太い血管で動脈硬化が進んで血流が停滞し、高血糖や高血圧、脂質異常が進行

血管は、動脈、静脈、毛細血管の3種に大別されますが、3種がつながって一つのネットワークを形成しているので、相互に影響し合っています。第1段階で述べた**毛細血管のゴースト化が始まれば、動脈硬化も徐々に進行している可能性が十分に考えられます**。

**血圧**や**血糖値**、**コレステロール値**といった**健康診断の検査値は、動脈硬化の進行に伴い上昇する**ため、こうした検査値の変化があったら、老化ドミノの第2段階と考えるといいでしょう。そもそも動脈硬化は、食事に含まれる糖や脂質が血液中にあふれ出て、血管の内壁（血管内皮細胞）を傷つけることから始まります。その傷に炎症物質が入り込むと、炎症を鎮めるためにマクロファージという白血球が集まります。マクロファージが炎症物質を食べると、炎症物質のカスであるおかゆ状のプラークが血管壁にたまり、これらがうまく排除できないと、血管壁が厚くなって硬くなったり内腔《くう》（内側の空間）が狭くなったりして動脈硬化が進行するのです。

## 動脈硬化が進んだ血管

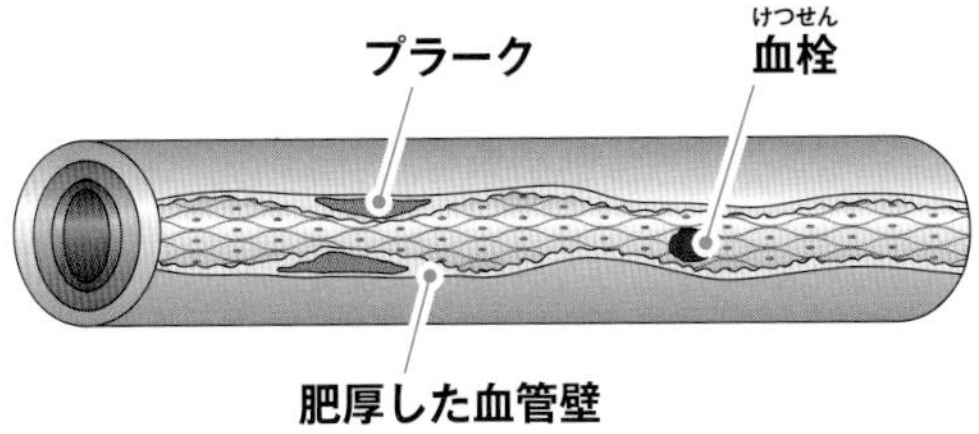


プラークが血管壁にたまり、血管壁が厚くなって硬くなったり、内腔が狭くなったりして血流が悪化する。

血管内の脂質が増えて動脈硬化が進行するときには、ＬＤＬ（悪玉）コレステロール値が上昇します。また、動脈硬化が進むと血管の収縮が弱くなって血流が滞るため、心臓はより強い力で血液を押し出さなければならなくなり、血管にかかる圧力が強くなって血圧も上昇します。さらに、すい臓から分泌《ぶんぴつ》されるインスリンと呼ばれる血糖値を調節するホルモンの働きが低下し、高血糖も招くのです。

これらの検査値が上昇しても、若いうちであれば、すぐに命を脅かす大病に直結するわけではありません。しかし、**年々、上昇しているようなら、第2段階のドミノが徐々に倒れ、着実に病気の芽が大きくなっている状態です**。放置していれば60代70代で大病を招き、80歳の前に命を落とす可能性が高くなります。

特に、高血圧・高血糖・脂質異常症に内臓肥満（腹囲のサイズが男性85センチ以上、女性は90センチ以上）が加わるメタボリックシンドロームに注意してください。この状態は、高尿酸血症、腎《じん》臓病、脂肪肝を招くばかりか、心筋梗塞《こうそく》や脳卒中のリスクも高まるので、対策が必要です。

# 第3段階

## さらに血管が肥厚しもろくなる「石灰化」が起こり、狭心症や慢性腎臓病のリスクが増大

動脈硬化が進んで、内臓の機能が著しく低下したら、老化ドミノの第3段階に入った状態と考えられます。

特に問題なのが、インスリンを分泌《ぶんぴつ》するすい臓の働きが低下して血糖値の高い状態が続く糖尿病です。糖尿病が進行すると、腎《じん》症や神経症、網膜症などさまざまな合併症を招きます。

このうち腎症とは、腎臓の働きに不具合が起こる病気です。腎臓の中にある**糸球体**は毛細血管の塊で、血液をろ過して塩分や老廃物を除く役目を担っています。この糸球体が高血糖によって障害を受けると、腎臓の機能が低下して、たんぱく尿、夜間尿、むくみ、貧血、倦怠《けんたい》感、息切れなどの症状が現れます。糖尿病から慢性腎臓病に移行すれば、心不全や心筋梗塞《こうそく》、脳卒中のリスクも高まります。

糖尿病や慢性腎臓病の患者さんの血管を調べると、血管壁のプラークに血液中のカルシウムが沈着し、肥厚して固まる**「石灰化」**と呼ばれる変化が見られることがあり

ます。**石灰化した血管は、非常に硬く、もろく、とても危険な状態で、動脈硬化の最終段階とも考えられています。**特に、心臓に栄養を送る冠動脈に石灰化が多く見られると、心筋梗塞や狭心症も非常に起こりやすくなります。

### 血管の石灰化

血管壁のプラークに血液中のカルシウムが沈着して固まった状態。石灰化した血管は、非常に硬く、もろく危険な状態になっている。白い部分が石灰化した病変部。

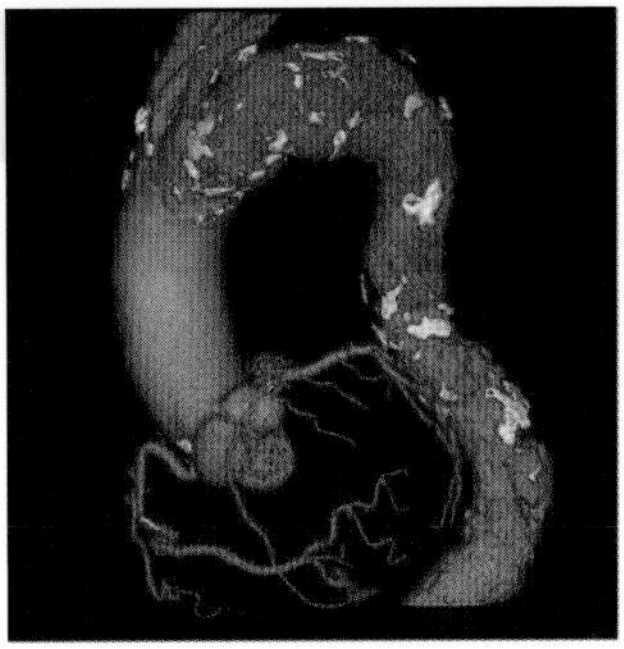

### 脳の白質病変

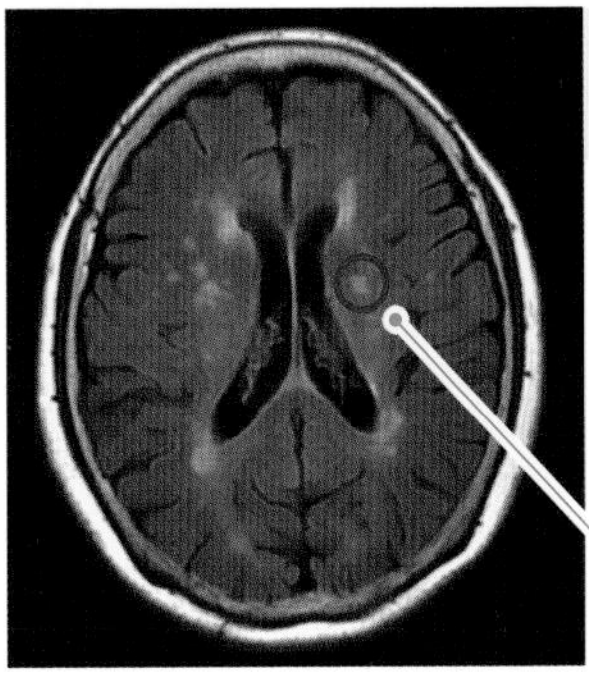

脳の血流が悪化している部分。この部分が多い人ほど、認知症の前段階である軽度認知障害を起こしている。

赤丸の部分が白質病変

なお、最近の研究で、血管の劣化は認知症の発症にも深く関係していることがわかってきました。認知症の補助診断としてＭＲＩ検査を行うと、脳内のところどころに白い**「白質病変」**と呼ばれる所見が見られます。**白質病変は血流が悪化している部分で、この部分が多い人ほど認知症の前段階である「軽度認知障害（ＭＣＩ）」を起こしていることがわかっています。**軽度認知障害とは、物忘れがあるものの、日常生活には支障がない状態のこと。放置すると、本格的な認知症を発症する危険が高くなるのです。

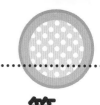

# 第4段階

## 血管がつまる・破れる**心筋梗塞・脳卒中**による**突然死**や、**腎不全・認知症**など致命的な病気に至る

最終の第4段階の老化ドミノが倒れると、大病を招いたり命を落としたりする事態となります。

代表的なのが、血管が破れたりつまったりする血管事故です。血管事故といえば心臓の血管がつまる**心筋梗塞**《こうそく》、脳の血管が破れる**脳出血**や**くも膜下出血**、脳の血管がつまる**脳梗塞**などがあげられます。このほかにも、心臓の大動脈が裂ける**大動脈解離**《かいり》や、大動脈にコブができて破裂する**大動脈瘤**《りゅう》**破裂**もあります。これらは、対処が遅れれば**突然死**（病気によって発症から24時間以内に死亡すること）に至る怖い病気です。

また、血流が不足して内臓の機能が著しく低下すれば、命に危険が及ぶ大病となります。例えば、心臓につながる冠動脈の動脈硬化が進行すると、心臓のポンプ機能が十分に働かなくなる**心不全**が起こります。**心不全になると、肺や肝臓などへの血液供給が滞り、呼吸困難やむくみ、動悸**《どうき》**、疲労感など、さまざまな症状が起こり、死に至ることもあります。**

腎《じん》臓の障害が進み、正常の30％以下にまで働きが低下すると、**腎不全**を招きます。

腎不全になると、体に毒素がたまるため**人工透析**も必要になり、生活に多大な負担が生じます。心筋梗塞や脳出血の危険も飛躍的に高い状態になります。

さらに、**脳血管の劣化が進んで老廃物の排出が滞ると、アミロイドβ《ベータ》やタウたんぱく質に代表される異常な物質がたまり、アルツハイマー型認知症の原因になります。**

## 血管の劣化で起こる大病

**血管がつまったり破れたりする**

- 心筋梗塞
- 大動脈解離
- 大動脈瘤破裂
- 脳梗塞
- 脳出血

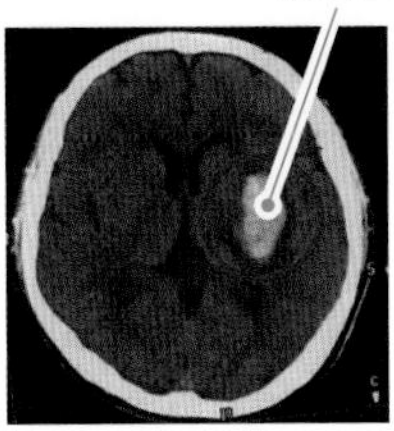


**脳や内臓の働きが著しく低下**

- 心不全
- 腎不全
- 認知症

**寝たきりや突然死を招く**

脳出血や脳梗塞が起こり、**脳血管性の認知症**を招くことも少なくありません。

そして、こうした腎不全や認知症が進行すれば、やがて**寝たきり**になります。

以上のように、第4段階の老化ドミノが倒れれば、80歳を前に寝たきりや命取りの事態となります。こうした老化ドミノを起こさないためにも、早いうちから血管の劣化を防ぐ対策を講じることが重要なのです。

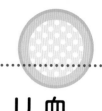

# 血管が劣化すると**免疫力**まで低下して**発がん**のリスクも高まり、**抗がん剤**も効きにくくなると判明

血管の劣化は、がんの発症にも大きく影響することがわかってきました。最近の研究で、がん細胞は低酸素状態を好むのではないかと推測されていて、**毛細血管の血流が途絶えてゴースト化すると、がん細胞の周囲が酸欠状態になり、がんが増殖しやすい環境になります**。そうなると、体は酸欠状態を解消するために新たに毛細血管を増やそうとしますが（これを血管新生という）、がん細胞に邪魔され、もろく血流の乏しいゴースト血管ばかりが作られ、低酸素状態が維持されてしまいます。その結果、免疫を担う白血球ががん細胞に到達できなくなり、がんがさらに増殖を続けて発症に至ってしまうと考えられるのです。

また、**血管が劣化して低酸素状態になると、抗がん剤も放射線治療も効きにくくなり、がんの転移もしやすくなるという研究も発表されています**。こうしたことから、がんが発症しやすくなるだけでなく、治療も困難になってしまうのです。がんで命を落とさないためにも、血管を若く保ち劣化を防ぐようにしてほしいと思います。

# 第2章

# あなたの血管寿命をチェック！
# 老化ドミノで大病・寝たきりを招く人は血管の劣化が知らぬまに進み疲労・冷え・むくみなどの予兆に現れる

# 検査値が正常でも心配！血管の劣化が進むと全身に悪影響が現れ、代表的な予兆はこの9種

健康診断で血圧や血糖値、コレステロール値が高いと指摘されたら、それを機に「健康に気をつけよう」「血管を大切にしよう」と考えだす人が多いかもしれません。もちろん、そうしたきっかけも大切ですが、その前から運動や食生活、睡眠などに気を配り、対策を講じることが望ましいといえます。というのも、**健康診断の数値に現れた時点で、毛細血管のゴースト化や動脈硬化といった血管の劣化がある程度は進んでいる可能性があるからです。**60代70代であれば、すでに大病が近づいているかもしれません。

例えば、2型糖尿病は、ある日突然、発症するわけではなく、何年もかかってインスリン（血液中の糖を調節するホルモン）の働きが低下（インスリン抵抗性という）し、徐々に血糖値が上昇して基準値を超えることで発症に至ります。インスリン抵抗性は、発症のかなり前から生じていると考えられています。

また、基準値を超えていないものの、正常よりは高くなってきた**「境界型」**＊と呼ば

＊境界型の糖尿病とは、ヘモグロビンA1cが6.5％未満で、なおかつ①空腹時血糖値が110～125ミリグラム、②75グラム経口ブドウ糖負荷後2時間の血糖値が140～199ミリグラムのいずれかを満たしている状態。

れる状態でも、**正常域と比較すると、2・2倍も心筋梗塞《こうそく》で命を落とす可能性が高い**ことが報告されています。

さらに、夜間や早朝など特定の時間帯に血圧が異常に上がり、健康診断や診察時には正常になる「隠れ高血圧」もあります。この場合、健康診断や診察時では見落とされるものの、高血圧によって血管が傷んでいる可能性は十分に考えられます。

では、どんなきっかけで血管ケアの対策をすべきでしょうか。もし、**以前に比べて「なんだか疲れやすい」「手足が冷える」「さっきのことを忘れる」「実年齢より老けて見える」「身長が縮んだ」「足がむくむ」「便秘がちだ」「疲れ目が起こる」「耳が聞こえにくい」**といった変化が一つでもあったら、毛細血管が劣化して内臓や脳、肌、骨が酸素不足になっている可能性があります。**「年のせい」と考えるのではなく、こうした予兆を見逃さず、早いうちから対処してほしいと思います。**

次ページから、これらの予兆が起こるしくみについて、くわしく紹介していきましょう。

## 毛細血管の劣化が不調を招く

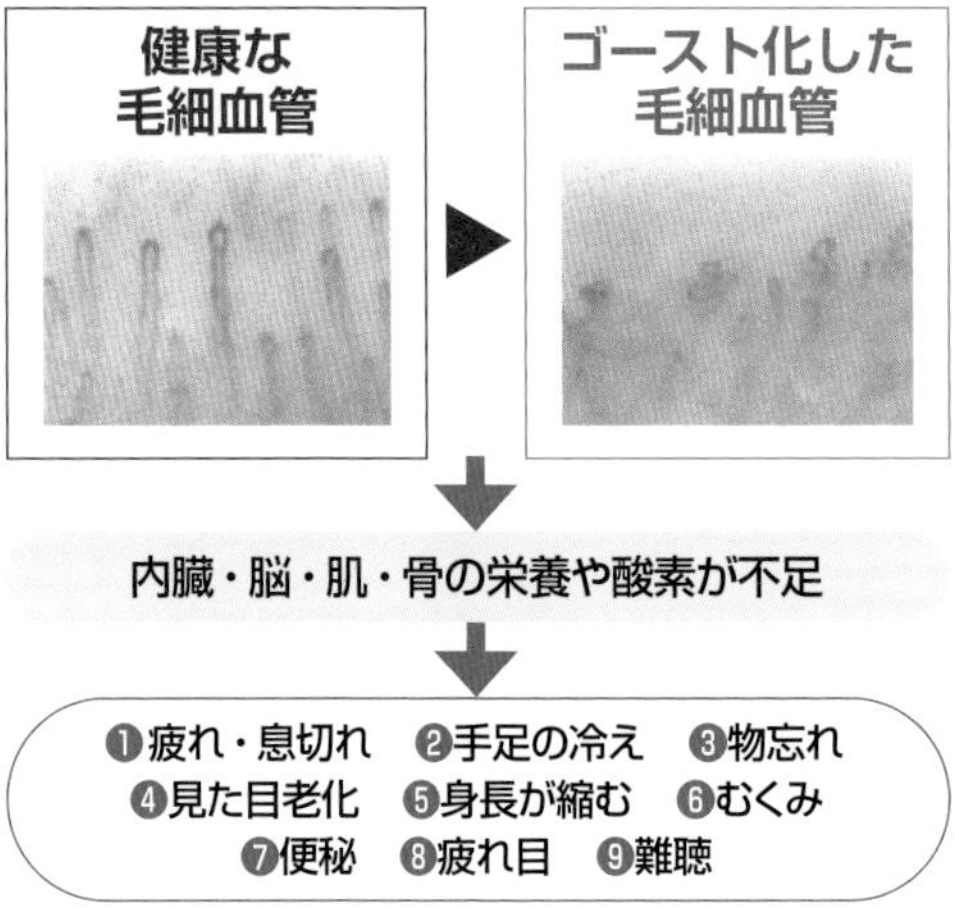


※上の図の毛細血管の画像提供：あっと株式会社 血管美人

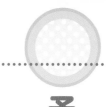

# 予兆①「なんだか疲れやすい」

## ⬇ 血流悪化で老廃物の回収が滞り細胞レベルで活力が低下

**「眠っても疲れが取れない」「以前より疲れやすくなった」**など、**心身の疲れは、血管の劣化の典型的な現れです。**

そもそも疲労とは、心身が活動したあとで、細胞に乳酸などの疲労物質や老廃物がたまった状態をいいます。血管が劣化して血流が悪くなると、細胞から疲労物質や老廃物を排出したり、栄養や酸素を供給したりすることが滞ります。その結果、細胞レベルでエネルギーの産生が滞り、疲れやだるさを引き起こすのです。

疲れは、さまざまな形で現れます。例えば、**「階段で息切れすることが増えた」**という人は、心臓や肺の血管の劣化が考えられます。心肺のうち、肺は、毛細血管によってびっしりと覆われているため、血管の劣化の影響を受けやすい臓器です。

また、**「集中力が途切れやすい」「抑うつぎみだ」**という人は、脳の毛細血管のゴースト化が進んで、脳の働きが低下しているおそれがあります。

# 予兆②「手足が冷える」

## 末梢の毛細血管の血流が途絶え消失する「ゴースト化」が起こっている

寒い季節に手先や足先が冷たくなるのは、ある程度は当然のことです。しかし、「夏でも手足が冷たい」「布団に入ってからも体が温まらない」といったように、慢性的に冷えを感じる**「冷え症」**がある場合は、血管の劣化が心配です。

**冷え症の主な原因は、手先や足先といった末梢《まっしょう》の血流が途絶え、ゴースト化していることです。**血液が手先や足先まで届かなくなって熱を産生できなくなり、常に冷えを感じるようになります。この状態を放置すると、栄養や酸素が不足して毛細血管がボロボロになり、さらにゴースト化が進んでしまいます。

**「冷えは万病の元」**という言葉があります。

体が冷えると、自律神経（無意識のうちに血管や内臓の働きを支配する神経）の働きが乱れて肩こりや頭痛、めまい、うつ症状などの不調を引き起こし、血流の低下も一段と進む悪循環に陥ってしまいます。そのため、**冷えを見逃さず、運動をしたり温かい食事をとったりして、血流を増やし体を温めることが重要です。**

# 予兆③「ついさっきのことを忘れる」

## ⬇脳血管に老廃物の蓄積やごく小さなつまりが発生するのが原因

**「物忘れが増えた」「人の名前が出てこない」「今いったことを忘れる」**といった記憶力の低下を自覚したら、脳血管の劣化のサインかもしれません。脳には縦横無尽にたくさんの毛細血管が通っています。近年、そうした脳血管の劣化が、認知機能の低下や認知症の発症に大いに関係していることがわかってきました。

記憶力の低下があるものの、ほかの認知機能は保たれていて自立した生活が送れる状態を**「軽度認知障害（MCI）」**といいます。この状態は、健常と認知症の間のグレーゾーンの段階です。**軽度認知障害と評価された場合、約半数の人が5年以内に認知症を発症することが国立長寿医療研究センターの調査で報告されています。**

私たちは、抗加齢ドックを受けた患者さん838人（平均年齢65歳）を対象に、MRI検査で、軽度認知障害がある人と、ない人の脳を比べました。すると、軽度認知障害がある人の脳には**「白質病変」**と呼ばれる所見が約2倍も多く見られることを確認しました。白質病変は、脳の毛細血管の血流が途絶えてゴースト化した部分です。

## 軽度の認知障害のある人は脳の白質病変が多い

抗加齢ドックを受けた患者さん838人（平均年齢65歳）を対象に、MRI検査で軽度認知障害のある人とない人の脳を比べた結果、軽度認知障害と評価された人の脳には白質病変の所見が約2倍多く見られた。

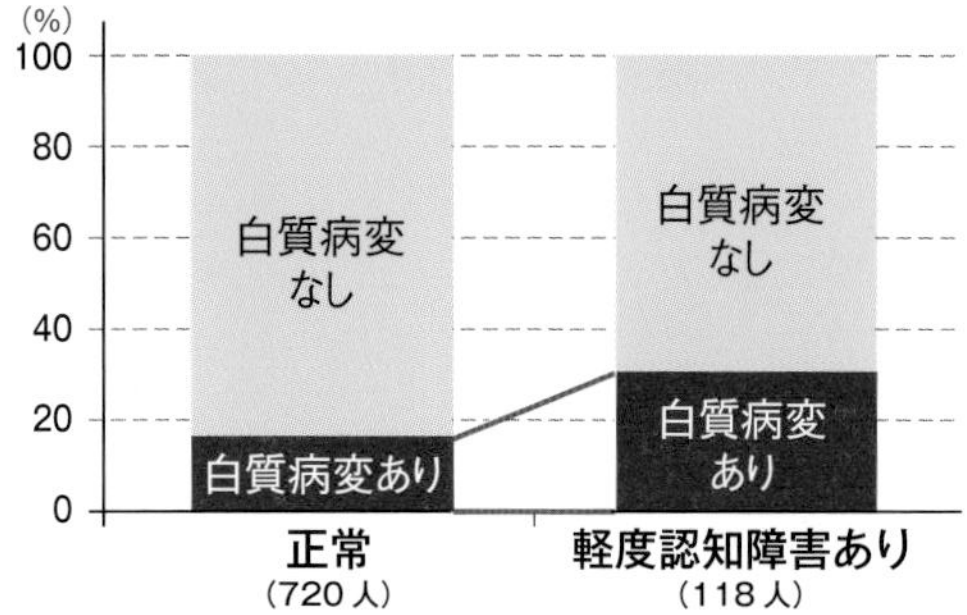


脳の血流が途絶えると、老廃物の排出が滞り、アルツハイマー型認知症の原因物質であるアミロイドβ《ベータ》もたまりやすくなります。

また、抗加齢ドックの患者さんの脳の状態を調べると、脳の毛細血管に自覚症状のないごく小さな隠れ脳梗塞《こうそく》や隠れ脳出血が見つかることがあります。こうした血管の異常も、将来的に脳卒中や認知症のリスクを高める原因になります。

三重大学の冨本《とみもと》秀和《ひでかず》教授らは、アルツハイマー型認知症の患者さんと、健常な人の脳を比較する研究を実施しました。すると、認知症の患者さんの脳では、健康な人に比べて毛細血管が細く短くなっており、その密度が約29％低かったことが報告されています。

しかし、決して悲観することはありません。**軽度認知障害の時点で悪しき生活の改善に取り組めば、4割の人が現状維持か、健常な状態に戻れ、認知症の発症を防げることもわかっている**のです。

# 予兆④

# 「実年齢よりも老けて見える」

## ↓血流低下でシミ・シワが増える。老け顔の人は短命傾向と報告

### 見た目年齢と生命予後

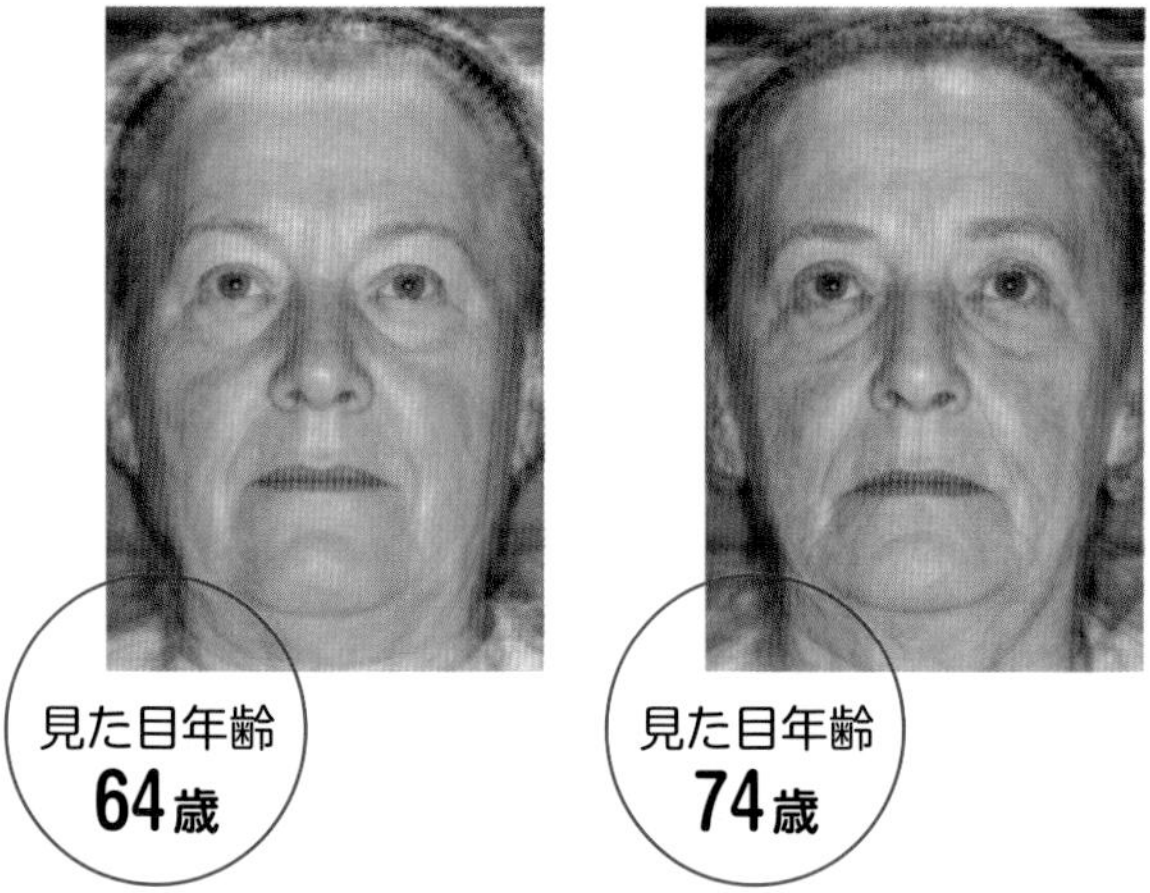


見た目年齢が実年齢より若かった人と、老けていた人の顔を複数人、合成した写真。実年齢より老けていた人のほうが寿命が短かった。

出典：Christensen K　ほか　BMJ 2009年

肌の細胞は、約1ヵ月サイクルで新しく生まれ変わる新陳代謝（ターンオーバーという）をくり返しています。しかし、血管が劣化して酸素や栄養が不足すると、新陳代謝が滞って肌ツヤが悪くなり、シミやシワ、白髪も増え、見た目が老けてしまいます。

実は、こうした**見た目の老化は、血管の劣化や寿命と深い関係のあることがわかってきました**。そのきっかけは、2009年にデンマークで発表された**「双子の寿命の差は見た目年齢と関係がある」**ことを明らかにした研究論文です。この研究では、ま

ず、2001年に70歳以上の双子1826人（男性840人、女性986人）を対象に見た目年齢を判定。その後、7年後の追跡調査時に675人（全体の37%）が亡くなったていことが確認されました。そして、結果を解析すると、双子で見た目の年齢に大きな差がある場合、実年齢よりも若く見える人ほど長生きして、老けていた人ほど寿命が短いことがわかったのです（右ジペーの写真を参照）。

私が勤務する抗加齢ドックでも、2010年に抗加齢ドックとともに「皮膚ドック」を受診した273人を対象に、見た目と血管年齢の分析を行いました。本研究では、「ロボスキンアナライザー」という専門の機械で患者さんの顔写真を撮影し、シミ・シワ・毛穴・きめ細かさ・透明感といった皮膚の状態を調べ、実年齢より若く見えるか、老けて見えるかを看護師20人に判定してもらいました。それとともに患者さんには頸《けい》動脈エコー検査で血管年齢も調べ、その関連を分析したのです。

その結果、見た目年齢が老けて見える人は、若く見える人と比較して、男性では約8歳、女性では約5歳、血管年齢に差があるという結果が得られました。つまり、見た目が若いほど血管年齢も若く、心身の健康を保てるということです。

抗加齢ドックでは、**運動や食事、睡眠などで血流を増やす生活指導をしていますが、そうした指導が、肌や髪など見た目を若く保つことにもつながっています。**

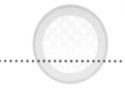

## 予兆⑤「身長が縮んだ」

### ⬇ 骨周辺の毛細血管が減少して海綿骨が変性し骨粗鬆症が進むのが原因

2014年にドイツの研究グループが発表した研究で、血管の劣化は、骨の老化にも多大な影響を与えることが報告されました。その研究は、毛細血管のゴースト化が**骨粗鬆症《こつそしょうしょう》**（骨がスカスカになって骨折しやすくなる病気）の原因の一つであることを確認したものです。骨粗鬆症の初期には、骨のクッション役を担っている**海綿骨《かいめんこつ》**という部分がもろくなってきます。**海綿骨の周囲には毛細血管がたくさん通っていて、それらがゴースト化すると酸素不足を招いて新陳代謝が低下します。そうなると、骨がすり減って骨粗鬆症の発症が促されることがわかったのです。**

**以前より身長が2チセン以上縮んでいたり、背中や腰に痛みがあったりしたら、骨粗鬆症のために背骨が圧迫骨折を起こしているおそれがあります。**その場合、骨だけでなく血管の劣化も進んでいる可能性があるのです。なお、骨粗鬆症になると、溶け出た骨のカルシウムが血管に入り込み、血管の石灰化が進んで動脈硬化の進行に拍車がかかることも心配です。

# 予兆⑥「足や顔がむくむ」

## ➡毛細血管の塊である腎臓の機能が低下し、足や顔に水分がたまるため

血管が劣化すると、血流が滞って送り出された血液が心臓まで戻らず、不要な水分が皮膚の下にたまってしまうため、**むくみ**が起こりやすくなります。

特に心配なのが、**腎《じん》臓の血管の劣化によるむくみ**です。腎臓には老廃物を尿として排出して体内の水分量を調節する働きがあり、その内部には血液のろ過を担う**糸球体**と呼ばれる組織があります。糸球体はとぐろ状の毛細血管の塊で、その毛細血管がゴースト化すると腎臓のろ過機能が低下し、足や顔にむくみが生じます。**腎臓の病気によるむくみは左右対称に生じるのが特徴で、指で10秒以上強く押さえると、指のあとがへこんだまま残ります**。

腎臓の機能が低下すると、たんぱく質が尿にもれ出る**「慢性糸球体腎炎」**という病気を招きます。これは腎臓の病気の中でも最も多く、血尿や高血圧、めまい、肩こり、頭痛、倦怠《けんたい》感などさまざまな不調の原因になるため、要注意です。

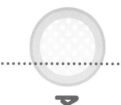

## 予兆⑦「便秘がちだ」

### ⬇ 腸に密集する毛細血管の血流が低下し、蠕動運動が衰えているおそれ大

腸は、食べ物を消化して栄養を吸収し、便として排出する重要な臓器です。小腸にはメッシュ状に毛細血管が密集していて、収縮と弛緩《しかん》をくり返して便を押し出します。こうした働きを**「蠕動《ぜんどう》運動」**といいます。**腸の毛細血管がゴースト化したり、周囲の血管が動脈硬化を起こしたりすると、蠕動運動が弱くなって便秘を起こします。**

また、腸の粘膜が劣化し、胃もたれや胃腸炎、下痢《げり》の原因にもなるのです。

動脈硬化が進んで大腸に著しい血流障害が起こると、**「虚血性大腸炎」**という病気を招きます。虚血性大腸炎は、大腸の粘膜に炎症や潰瘍《かいよう》が生じて血便・腹痛・下痢などの症状を招く病気で、高齢者にとても多く見られます。

なお、**腸の働きは、脳と大きく影響し合っている**ことが知られています。これを、脳腸相関といいます。「やる気が出ない」「考えがまとまらない」といったときは、脳だけでなく腸の働きも低下していることがあります。そうした観点から見ても、腸の血流を促して健康を保つことはとても大切です。

# 予兆⑧「疲れ目が起こる」

## 眼球周辺の毛細血管の血流が減少し、老廃物がたまりやすくなるため

目の毛細血管がゴースト化すると、老廃物の排出が低下し、疲れ目やドライアイ、視力低下といった不調を招きます。また、視野が欠ける**緑内障**や、目のレンズに当たる水晶体が濁る**白内障**、糖尿病の合併症である**網膜症**など、さまざまな目の病気に毛細血管のゴースト化が影響しています。

特に、**目の毛細血管と関係が深く問題視されているのが、近年、患者数が増加している加齢黄斑《おうはん》変性症です**。

加齢黄斑変性症は、目の奥の網膜（カメラのフィルムに当たる部分）に出血やむくみが起こり、網膜がダメージを受けて視力低下を招く病気です。加齢黄斑変性症には、「萎縮《いしゅく》型」と「滲出《しんしゅつ》型」の2種があり、ゴースト血管と関係が深いのは滲出型です。滲出型の加齢黄斑変性症は、網膜の下層にある脈絡膜という部分にゴースト血管が増え、血液成分が過剰にもれたり、血管が壊れたりした結果、網膜が傷つくことで発症します。

# 予兆⑨「耳の聞こえが悪い」

## ⬇ 内耳の血管の血流悪化が影響し、脳への悪影響も心配

加齢とともに、耳が聞こえにくくなる難聴に悩む人が増えてきます。難聴の原因は、内耳の中の**有毛細胞（音を電気信号に換えて脳に伝える細胞）の損傷**ですが、これにも内耳の毛細血管の血流障害が関係していることがわかってきました。

私が行っている抗加齢ドックでは、オプションで「聴力ドック」も行っています。そこで、耳の聞こえづらさを訴える患者さんに聴力検査を受けてもらい、血管年齢の指標となる脈波伝播速度や頸《けい》動脈エコー検査の結果と比較して、両者の関係を分析する研究を行いました。その結果、**動脈硬化の進行度が実年齢より進んだ人ほど、高音域が聞こえづらくなることが確認できたのです**。実際、加齢性難聴は高い音や子音から聞き取りにくくなるのが特徴で、初期には**電子レンジの「チン」や体温計の「ピー」という音**に気づかないといった症状が現れます。

聞こえづらさを放置していると、**認知症のリスクも高まる**ことがわかっています。そのため、早い段階から**補聴器**を利用することをすすめています。

# 毛細血管のゴースト化を調べる「指つまみテスト」

ここからは、血管寿命の短命化を招く血管の劣化をチェックする方法を紹介しましょう。まず、毛細血管のゴースト化を調べる**「指つまみテスト」**です。これは、指先をギュッとつまんで離すだけの方法です。爪の色は、ふだんは赤みがかかっていますが、これは、爪の下の毛細血管が透けて見えているためです。そこで、指先をギュッと5秒つまむと、血流が一時的に止まって白っぽくなります。

毛細血管がゴースト化していなければ、指を離したらすぐに赤みが戻ってきます。しかし、**赤みが戻るまで3秒以上時間がかかるようなら、毛細血管がゴースト化している可能性があります**。なお、ふだんから爪の下が白っぽい人や、すぐに爪が欠ける人、爪が薄い人も、毛細血管がゴースト化していることが疑われます。

## 指つまみテスト

❶ 人さし指の爪をもう片方の手で５秒間ギュッと強くつまむ。

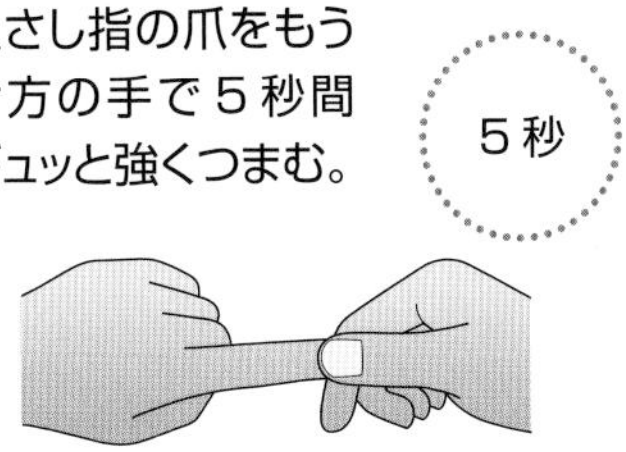


❷ つまんでいた指を離したあと、３秒ほどで爪にもとの赤みが戻れば毛細血管は健康。それ以上白っぽいままだったら、毛細血管のゴースト化が心配。

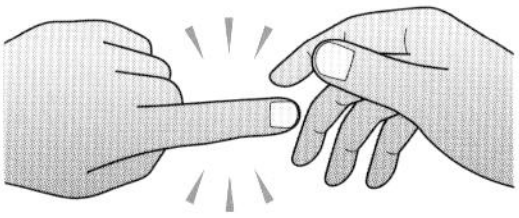

# 動脈硬化の進行度を調べる「開眼片足立ちテスト」

抗加齢ドックで、動脈硬化の進行度を調べるために行っている検査が、**「開眼片足立ちテスト」**です。この検査は、目を開けた状態で、どちらかの足で片足立ちが1分できるかどうかを調べるものです。

**片足立ちは、バランス力と太ももの筋肉量の指標になります。**太ももの筋肉の衰えは、全身の筋力が低下して健康状態が悪化する**「サルコペニア」**の始まりと考えられています。**太ももの筋肉は、全身の血流を左右する重要な要所で、衰えていれば血流が減って動脈硬化も進行していることが疑われます。**

実際、私たちの研究でも、太ももの筋肉量が多いほど動脈硬化の進行度が低いことを確認しています。

また、体のバランスを維持するには、筋力や骨量はもちろん、全身の神経や小脳という部分の働きも欠かせません。そのため、開眼片足立ちテストで、動脈硬化の状態だけでなく、体のさまざまな部分の健康状態をチェックできるのです。

片足立ちは、文部科学省の体力テストでも採用されています。

# 「開眼片足立ちテスト」のやり方

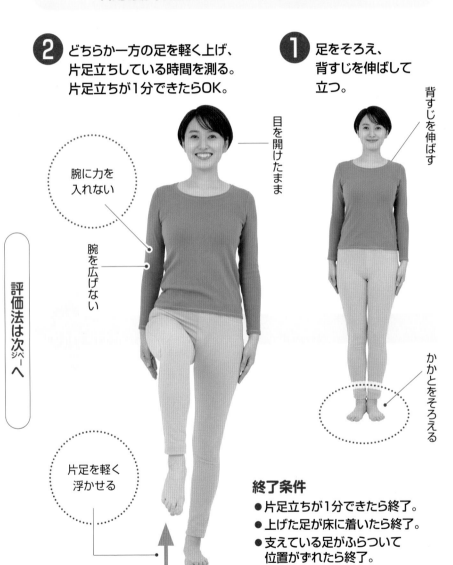

**1** 足をそろえ、背すじを伸ばして立つ。

かかとをそろえる

**2** どちらか一方の足を軽く上げ、片足立ちしている時間を測る。片足立ちが1分できたらOK。

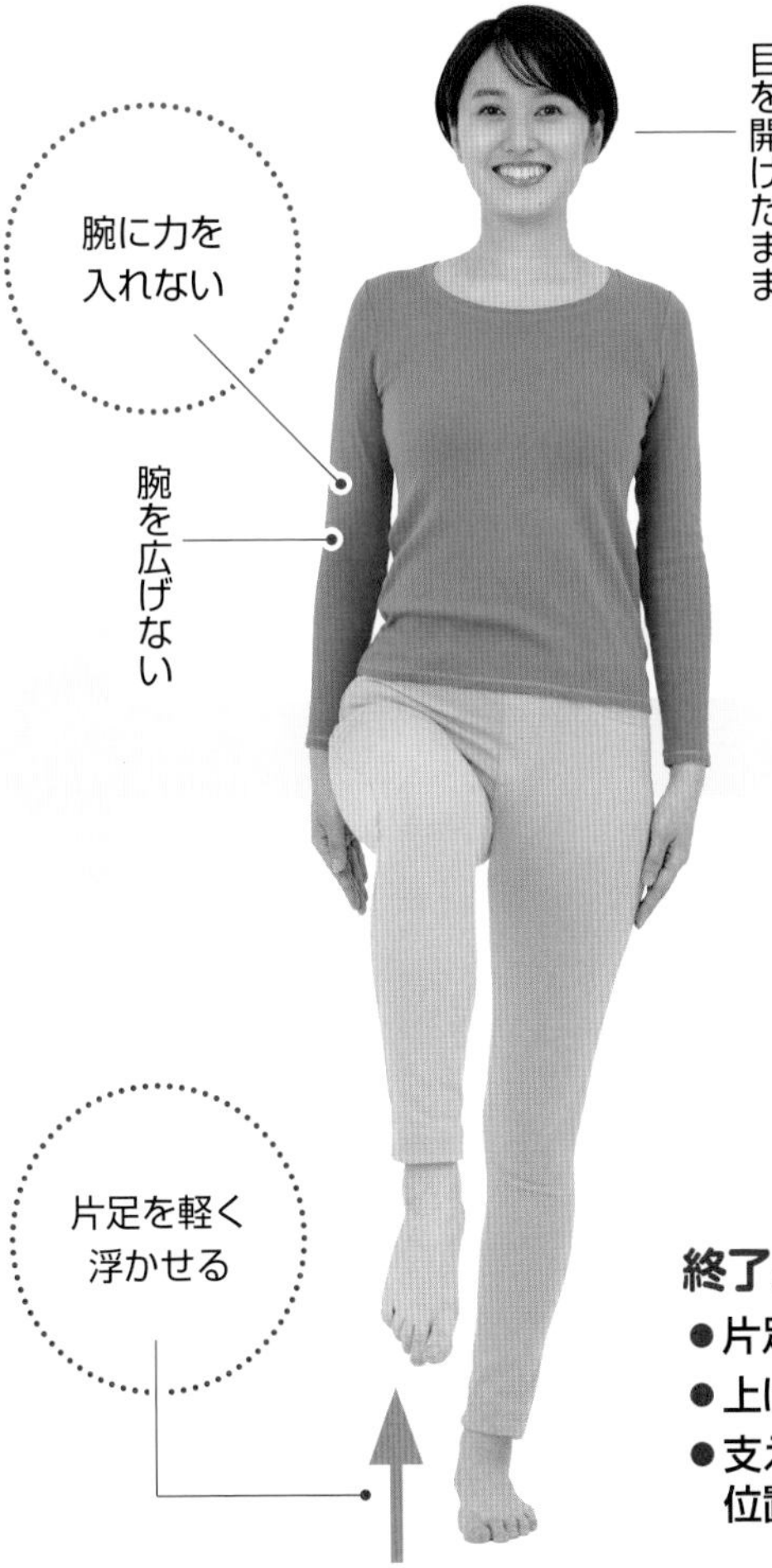


腕に力を入れない
腕を広げない
片足を軽く浮かせる

評価法は次ページへ

### 終了条件

- 片足立ちが1分できたら終了。
- 上げた足が床に着いたら終了。
- 支えている足がふらついて位置がずれたら終了。

注 ふらついたときに転倒しないように、とっさにつかまれるテーブルなどの近くで行いましょう

## 開眼片足立ちテストの評価法

片足立ちできた秒数と自分の年齢を照らし合わせて、
下の表から動脈硬化の進行度をチェックしましょう。

### 60歳未満

| | |
|---|---|
| 60秒以上 ➡ | 筋力もバランス力も良好で、動脈硬化の心配はあまりない。 |
| 40〜59秒 ➡ | 年齢よりも筋力が低下し、動脈硬化が進んでいる可能性がある。 |
| 40秒未満 ➡ | 筋力低下が著しく、動脈硬化が進み、脳や骨の衰えも心配。 |

### 60〜69歳

| | |
|---|---|
| 50秒以上 ➡ | 筋力もバランス力も良好で、動脈硬化の心配はあまりない。 |
| 30〜49秒 ➡ | 年齢よりも筋力が低下し、動脈硬化が進んでいる可能性がある。 |
| 30秒未満 ➡ | 筋力低下が著しく、動脈硬化が進み、脳や骨の衰えも心配。 |

### 70〜79歳

| | |
|---|---|
| 40秒以上 ➡ | 筋力もバランス力も良好で、血管の老化も年相応であまり心配はない。 |
| 20〜39秒 ➡ | 年齢よりも筋力が低下し、動脈硬化が進んでいる可能性がある。 |
| 20秒未満 ➡ | 動脈硬化が進み、脳や骨も衰え大病を発症する危険が大きい。 |

### 80歳以上

| | |
|---|---|
| 30秒以上 ➡ | 筋力もバランス力も良好で、血管の老化も年相応で心配はあまりない。 |
| 10〜29秒 ➡ | 年齢よりも筋力が低下し、動脈硬化が進んでいる可能性がある。 |
| 10秒未満 ➡ | 動脈硬化が進み、脳や骨も衰え大病を発症する危険が大きい。 |

コラム

# 片足立ちテストで床に足がすぐ着く人は、脳や骨の衰えも進んでいると判明

片足立ちできる時間は、体のバランスを保つ力や、平衡感覚を司る脳の働きのよし悪しが反映されます。そのため、開眼片足立ちテストは、動脈硬化だけでなく脳や骨の健康状態の指標にもなることがわかってきました。

例えば、私たちが行った研究で、片足立ちできる時間が短い人ほど、脳の血管内に小さな出血を起こす隠れ脳出血の「無症候性微小脳出血」や、隠れ脳梗《こう》塞《そく》の「無症候性ラクナ梗塞」のある可能性の高いことがわかりました。抗加齢ドックを訪れた患者さん（平均年齢67歳・1387人）を対象に、片足立ちできる時間と脳血管の状態を調べたところ、片足立ちが20秒以上できなかった人の30％に二つ以上の微小脳出血が、34・5％に二つ以上の無症候性ラクナ梗塞があることが確認されたのです（下のグラフ1を参照）。隠れ脳出血や隠れ脳梗塞が多いほど、将来的に本格的な脳卒中や脳梗塞を起こす危険が高いとい

## 1 脳血管の出血やつまりと片足立ちの関係

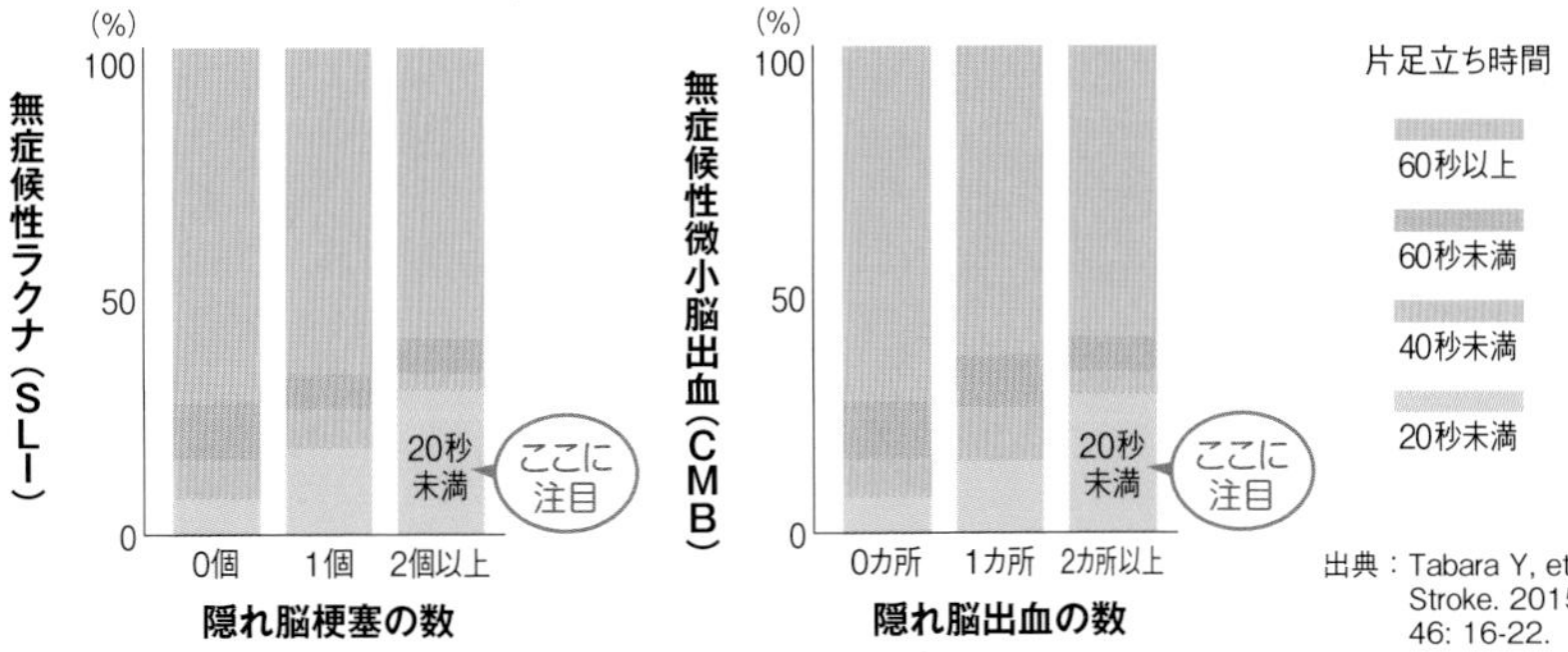


出典：Tabara Y, et al. Stroke. 2015; 46: 16-22.

隠れ脳出血や隠れ脳梗塞がある人は、片足立ちできる時間が短い

## 3 片足立ちと脳萎縮の関係

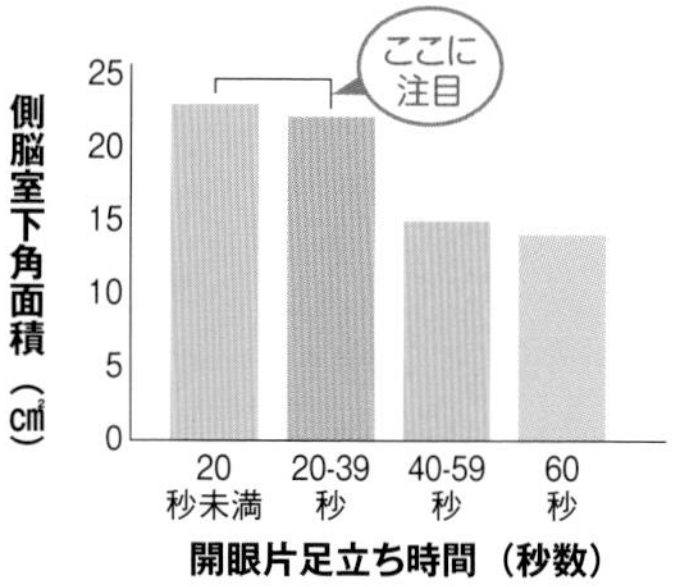


出典：Kido T, et al. Dement Geriatr Cogn Disord. 2010; 29: 379-387.

片足立ち時間が短いと
側脳室下角面積が大きい（脳萎縮）

## 2 片足立ちと認知機能の関係

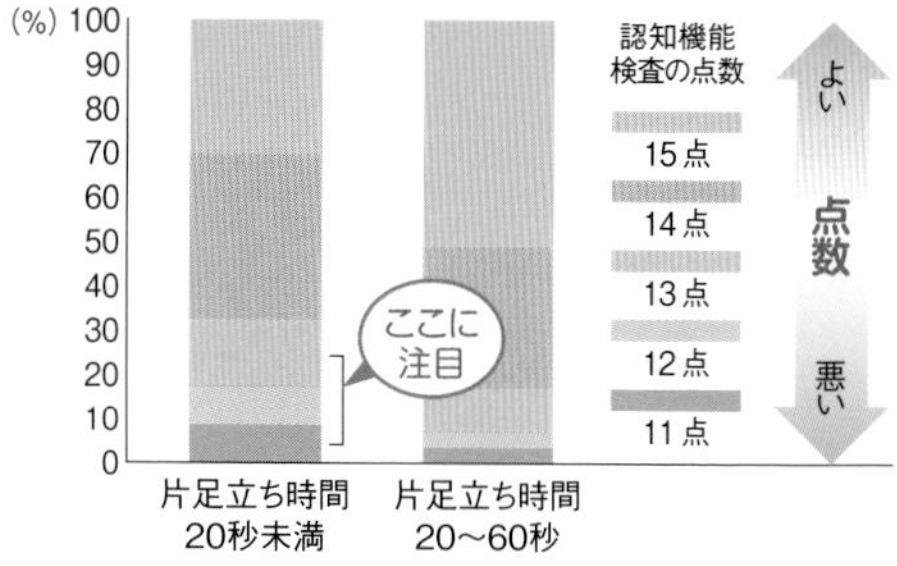


出典：Kido T, et al. ement Geriatr Cogn Disord. 2010; 29: 379-387.

開眼片足立ち時間が短いと
認知機能検査の点数が低下傾向に

アルツハイマー型認知症は側頭葉内の海馬《かいば》が萎縮して側脳室下角が拡大するという特徴がある。

## 4 片足立ちできる時間が短い人に骨密度の減少が見られた

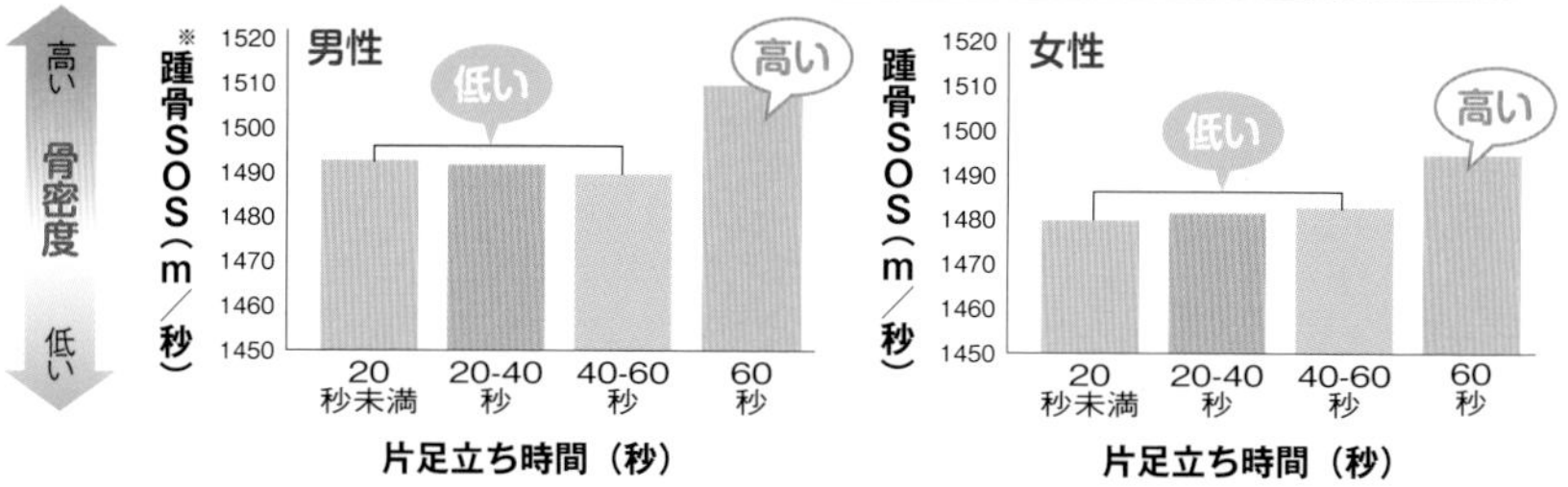


※踵骨《しょうこつ》SOSとは、簡単にいうとかかとの骨の骨量測定値のこと。

出典：Kido T, et al. Geriatr Gerontol Int. 2010; 10: 138-44.

えます。

また、ほかの研究では、片足立ちが20秒続けられなかった人は、認知機能検査の点数が低く認知症の前段階である軽度認知障害（MCI）になっている割合が高いこと（グラフ2を参照）や、脳が萎縮《いしゅく》している範囲が広いこと（グラフ3を参照）もわかっています。こうしたことから、片足立ちは認知症の危険度の指標にもなります。

さらに、片足立ちが1分できない人は、骨密度が低下していること（グラフ4を参照）も明らかになっています。骨密度が低下すると骨粗鬆症《こつそしょうしょう》を招き、姿勢や見た目の老化、転倒の原因にもなると考えられます。

# 第3章

# 世界の新研究で判明！
# 血管の短命化を防ぐ最大のコツは
# 血管を広げ血栓も防ぐ
# 若返りスイッチ「血管内皮細胞」
# の活性化で、血流増やしが一番の薬

## 血管が劣化し動脈硬化が進むのはレンガ状の血管の内壁「内皮細胞」が傷みガサガサになるのが元凶

大病が次々起こる老化ドミノを食い止めるには、血管の劣化を防いで血管寿命を延ばすことが大切です。

そのためには、どうすればいいのでしょうか。

全身を巡る血管は、動脈と静脈、毛細血管の3種に大別できますが、そのうち動脈と静脈は、**外膜・中膜・内膜**の3層構造になっています。

最も外側の**外膜は、血管の外側を保護する層**です。

**中膜は平滑筋《へいかつ》という筋肉と2種類の線維で構成されていて**、動脈では、この層の**平滑筋という筋肉が伸縮をくり返して血流を維持しています**。

そして、血液と直接接する最も内側の内膜にあるのが、**血管内皮細胞**です。

実は、**この血管内皮細胞こそが、血管寿命の長さを左右する重要な部分として注目されています**。

血管内皮細胞は、一つひとつの扁平型の薄い細胞が、レンガのように連結した構造

## 血管の構造

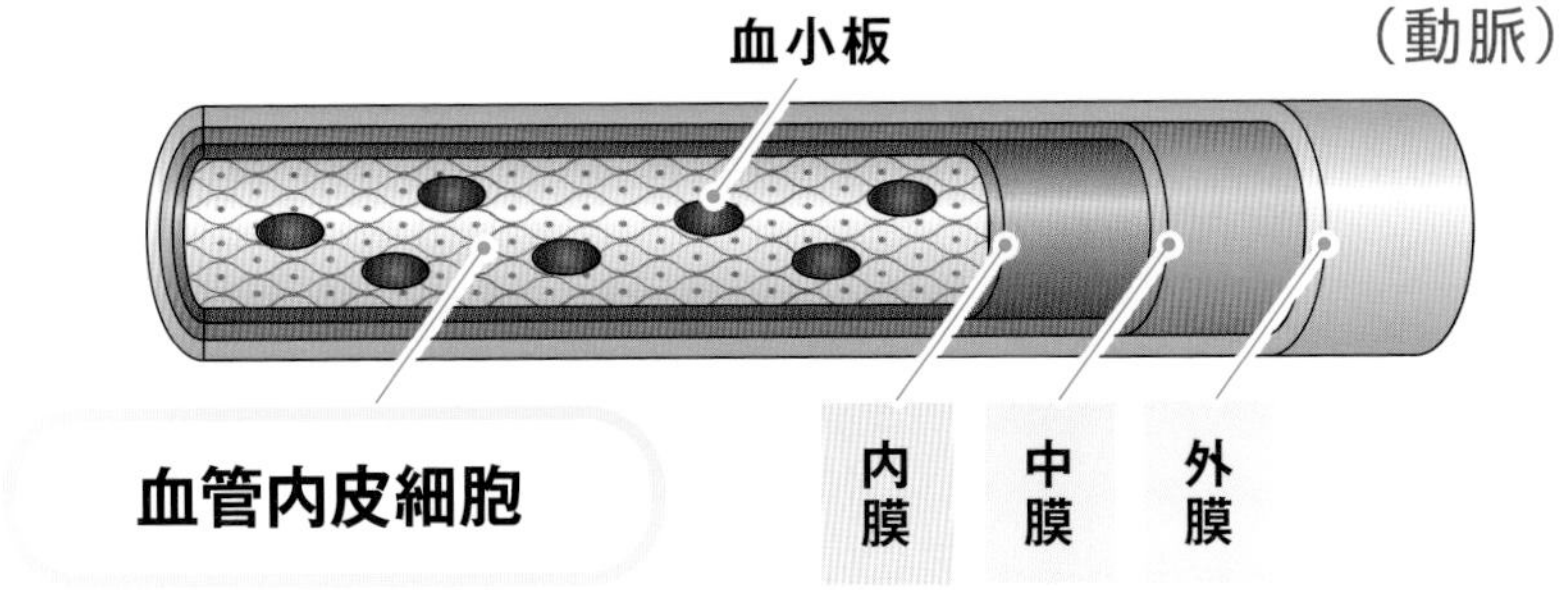


| | |
|---|---|
| 外膜 | 血管の外側を保護する層 |
| 中膜 | 平滑筋という筋肉と２種類の線維からなり、血管の伸縮を司る |
| 内膜 | 血液と直接接する層で、主に血管内皮細胞の層で構成されている |

になっています。実は、最近の研究で、血管内皮細胞には、単に血管を構成するだけでなく、血管や全身の臓器の若さを保つたくさんの働きがあることがわかってきたのです。

動脈硬化は、なんらかのきっかけで血管内皮細胞が傷つくことから始まります。血管内皮細胞が傷つくと、炎症を鎮めるためにマクロファージ（白血球の一種）が傷に入り込みます。そして、マクロファージが炎症物質を食べると、その食べカスが血管の内膜にたまり、血管がガサガサになって動脈硬化が進行します。その結果、血管内皮細胞の血管を保護する働きが失われ動脈硬化が進んでしまうのです。

血管寿命を延ばすには、血管内皮細胞をいかに保護するかが重要なのです。

# 内皮細胞には血管や臓器の若さを保つ多彩な作用があり、ツルツルに保てば血管寿命はぐんと延びる

**血管内皮細胞は、さまざまな生理活性物質（生命活動や生理機能の維持・調節にかかわる物質）を産生し、血管だけでなく全身の若さを維持する重要な拠点であることがわかってきました。**実際、糖尿病や高血圧、脂質異常症、肥満、慢性腎《じん》臓病、心不全などの患者さんの血管を調べると、いずれも血管内皮細胞の働きが低下していることが確認されています。

血管内皮細胞の代表的な働きは、次の4点です。

**①血管を広げて血流を促す「一酸化窒素《ちっそ》（NO《エヌオー》）」を産生する**

**②心筋梗塞《こうそく》や脳梗塞の原因となる血栓《けっせん》の生成を抑える**

**③栄養や酸素を各細胞に受け渡しをする場となる**

**④全身のさまざまな臓器を修復する司令塔となる**

血管内皮細胞の損傷を防いでツルツルに保てば、これらの働きが保たれ、血管寿命がぐんと延びるのです。

# 作用1 血管をしなやかにする体内の若返り薬「一酸化窒素」を産生し、高血圧や動脈硬化を防ぐ

血管内皮細胞では、血管や内臓の働きをコントロールするさまざまな生理活性物質（生命活動や生理機能の維持・調節にかかわる物質）が産生されます。中でも、血管の若さを保つとして最も重要視されているのが**一酸化窒素《ちっそ》（NO《エヌオー》）**という物質です。

一酸化窒素とは、窒素と酸素が結合した無機化合物です。血管内皮細胞には、一酸化窒素を作る酵素（体内の化学反応を促すたんぱく質）があり、この酵素がアルギニンというアミノ酸（たんぱく質の構成成分）と結びつくことで生成されます。

**一酸化窒素には、平滑筋《へいかつ》をゆるめて血管を広げ、血流を促す作用があり、高い血圧を下げたり、動脈硬化を予防・改善したりする働きがあると考えられています。**

実際、血管のしなやかさは一酸化窒素の産生量に左右されることがわかっており、不足すると血管は硬くなり、逆に十分に出ているとしなやかな状態に保つことができます。

一酸化窒素は、体の中で自然発生する若返り薬といえるでしょう。

一酸化窒素の働きは、米国カリフォルニア大学教授のルイス・イグナロ博士によって突き止められました。ルイス博士は、この貢献により1998年にノーベル賞を受賞しています。

一酸化窒素は、血流が速くなると、その刺激によって産生されます。そのさいには、**ずり応力**と呼ばれる力が深く関係しています。

**ずり応力とは、一定の方向に向かうときに、物体がすべるように移動する力のこと**。血液には粘りけがありますが、血液成分のうち、赤血球は血管の中心を速いスピードで、血小板や白血球は血管壁の近くをゆっくりと流れています。このスピードの差がずり応力を生み、血管内皮を刺激して一酸化窒素の産生を促すのです。

年を取ったり血管の劣化が進んだりすると、血管内皮細胞の働きが低下して一酸化窒素の産生量が減少します。そのため、血管内皮細胞のダメージをできるだけ防いだり、血流を活発にして産生量を増やしたりすることが大切なのです。

ちなみに、血管専門の病院では、一酸化窒素の産生を調べる**FMD（血管内皮機能）**検査が行われています。これは、腕を圧迫して血管を縮めたあと、一酸化窒素によってどれだけ動脈が広がるかを超音波で調べる検査で、動脈硬化を早期の段階で知るのにとても有効です。

## 作用2

# 血液成分の凝固を抑えて血栓の生成を防ぎ、怖い脳卒中・心筋梗塞を予防

動脈硬化が進むと、心筋梗塞《こうそく》や脳梗塞といった血管事故が起こり、最悪の場合、突然死さえ招きます。これらの病気は、血液の塊である血栓《けっせん》が血管をつまらせることが原因です。

血栓は、血管が傷ついたときに、出血を止めるために集まった血小板がかさぶたのような塊になり、その塊が大きくなることで生じます。

血管内皮細胞が産生する物質のうち、**プロスタサイクリン（PGI2）**という物質には血小板の凝集を防いで血栓の生成を抑える作用があります。また、**一酸化窒素《ちっそ》（NO《エヌオー》）**も、血管を広げて血流を促すことで血栓の予防に貢献しています。

また、**プラスミノゲン活性酵素（酵素とは体内の化学反応を促す物質）**には、血栓を溶かす働きがあります。

血管内皮細胞が傷つくと、このような血栓を防ぐ作用が低下します。その結果、血栓が生成されやすくなり、心筋梗塞や脳梗塞のリスクが高まってしまうのです。

## 作用❸

# 血液の**酸素**や**栄養**を各臓器に送る中核的な役目を担い、傷むと**血液**が**もれ**栄養不足を招く

毛細血管は、動脈から分岐して臓器や骨、肌の表面など全身に張り巡らされ、細胞に酸素や栄養を輸送し、老廃物を回収する物質交換の役目を担っています。

毛細血管の血管内皮細胞は、その物質交換の現場になります。

**毛細血管は、血管内皮細胞が壁細胞と呼ばれる細胞で連結される構造になっています****(20ジペー参照)****。一つひとつの細胞の間には適度にすきまがあいていて、そのすきまが酸素や栄養と老廃物を交換する窓口になっています**。しかし、ストレスや乱れた食生活などで血流が悪化すると、血管内皮細胞の連結が壊れ、そのすきまが広がってしまいます。そうなると、赤血球や血漿《けつしょう》といった血液成分が過剰にもれ出て血流が途絶え、毛細血管のゴースト化を招いてしまうのです。

こうしたことから、各臓器の栄養不足や酸欠を防ぐためにも、血管内皮細胞が健康な状態を維持することが欠かせません。

# 作用4 内臓や骨の形成・再生を促す多彩な物質の生産拠点とわかり、肝臓や肺、骨の若さを保つ

最近の研究で、**血管内皮細胞は、内臓や骨といった組織の修復・再生を促す司令塔の役目を担っていることがわかってきました**。

人間の体には、骨折したり内臓が傷んだりしたときに、損傷した組織を修復・再生する働きが備わっています。そうした働きの指令を出すのが、血管内皮細胞で産生されるさまざまな生理活性物質であることがわかってきたのです。

この働きにかかわる生理活性物質は**「アンジオクライン因子」**と呼ばれています。アンジオクライン因子は、肝臓や肺、心臓、腎《じん》臓などで、間質細胞（臓器を結合させる細胞）に働きかけ、臓器の維持・修復を促すことが確認されています。また、骨芽《こつが》細胞も指令を出して活性化させ、骨を修復したり、強くしたりする作用にも関係しています。

こうした観点からも、血管内皮細胞は、全身の組織の働きを維持するために重要なのです。

# 血管内皮細胞の血管若返り作用

## 作用 ①
### 血管を広げて血流を促す

一酸化窒素が血管壁の平滑筋に働きかけて血管を広げ、血流を促して高い血圧を下げる。

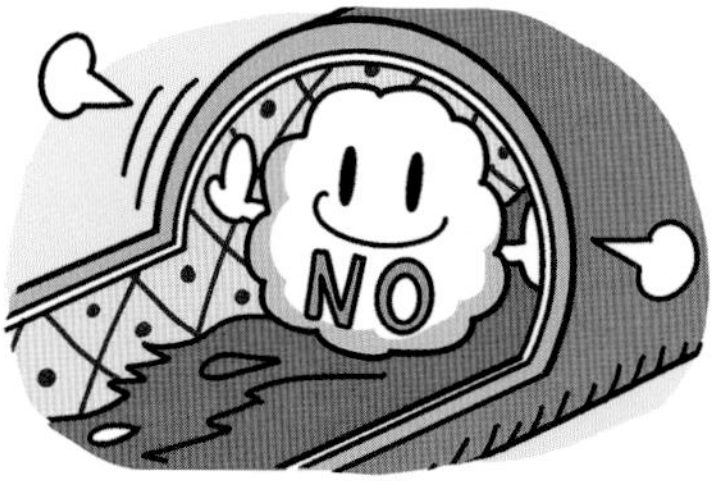


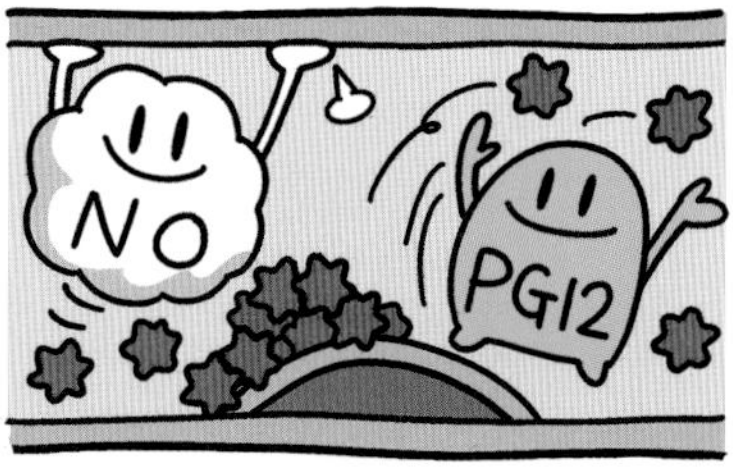


## 作用 ②
### 血栓の生成を防ぐ

プロスタサイクリンという生理活性物質が血小板の凝集を防いだり、一酸化窒素が血流を促したりすることで、血栓の生成を防ぐ。

## 作用 ③
### 全身の細胞に酸素や栄養を供給する

全身の臓器や肌などの細胞に栄養や酸素を送り、老廃物を回収する場となる。

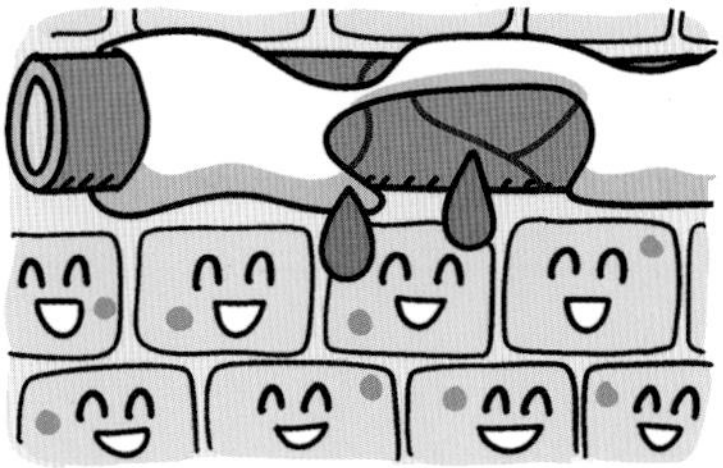

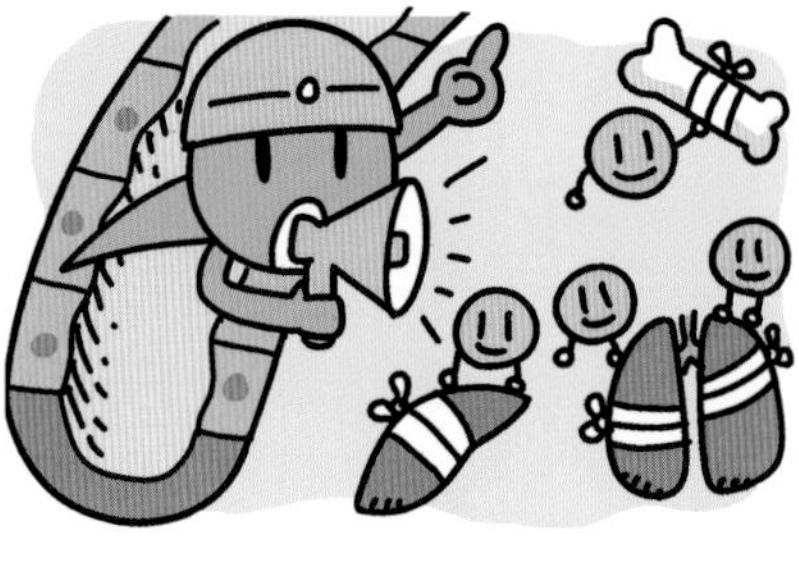

## 作用 ④
### 内臓や骨などの修復の指令を出す

血管内皮細胞で産生される「アンジオクライン因子」と呼ばれる生理活性物質は、内臓や骨の修復を促す司令塔の役目を担っていると考えられている。

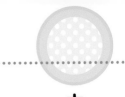

# 内皮細胞を活性化すれば血管が修復・再生するしくみ「血管リモデリング」が発動し老化ドミノは止まる

血糖値が上昇して活性酸素（攻撃性の強い酸素）が発生したり、血圧が上昇して血管壁に圧がかかったりすると、血管内皮細胞は傷つき動脈硬化が進行します。特に、高血圧や高血糖に内臓肥満を併発したメタボリックシンドロームになると、慢性的に血管に炎症が起こり、動脈硬化はさらに進みやすくなります。

しかし、決して悲観することはありません。実は、**70代でも80代でも、血管内皮細胞の働きを回復させて劣化した血管を若返らせることは可能なのです。その方法は、悪しき生活習慣を改め、運動や食事、入浴などで血流をよくすることです。**

血流がよくなると、その刺激で血管内皮細胞から一酸化窒素《ちつそ》（NO《エヌオー》）をはじめとした生理活性物質（生命活動や生理機能の維持・調節にかかわる物質）が産生されます。その結果、血管の中膜にある平滑筋がゆるみ、硬くなった血管の柔軟性が改善して血流が回復するのです。

また、血流がよくなれば、ゴースト化した毛細血管にもたくさんの血液が流れ込み、血管内皮細胞どうしの接着が強くなって血管の状態が安定してツルツルになります。そうなると、丸まっていたゴースト血管が伸びたり、新たに毛細血管が作られたりして、全身の酸欠・低栄養状態が回復に向かいます。

**そもそも血流が途絶えて血管が傷んでも、血管には枝分かれしたり、伸びたりして、修復・再生する能力が備わっています。こうした作用を、「血管リモデリング」といいます。**血管が再生・修復するしくみについて、これまではくわしくわかっていませんでしたが、２０１８年、血管内皮細胞にも幹細胞（失われた細胞を再び生み出して補充する能力を持った細胞）のあることが大阪大学の研究で発見され、そのしくみが解明されつつあります。

血流がよくなって血管内皮細胞の働きがよみがえれば、老化ドミノが止まり、高血圧や高血糖、脂質異常症が改善します。また、全身の細胞の酸欠が改善され、「年のせい」だと思っていた疲れやすさや物忘れ、便秘といった不調が改善されたり、肌ツヤがよくなってシミ・シワ・クスミといった見た目老化も若返ったりします。

そして、心筋梗塞《こうそく》や脳卒中などの大病や寝たきりも防げ、80歳の壁を元気に超えられるのです。次の章から、その具体的な方法について紹介していきましょう。

第4章

# 内皮細胞を修復し
# ガサガサ血管がツルツル血管に！
# 70代でも血管寿命が延びると実証の
# 国立大学式「血流再生リハビリ」初公開

## 血管にたっぷり血液を流すほど、傷んだ内皮細胞の修復が進み、血管が若返り寿命も延びる

血流が悪くなって血管の劣化が進むほど、老化ドミノが進み大病の危険が高まります。そのため、老化ドミノをストップさせるには、**全身の血流を促せばいい**ことになります。私が行う抗加齢ドックでは、血管の劣化が進んだ患者さんに、**血流をよくする「血流再生リハビリ」**という運動を指導しています。

**運動を行うと、心臓は血液中の酸素や栄養が不足しないように、拍数を増やして多くの血液を全身に送り出します。**そうなると、血流が増えて、ゴースト化していた毛細血管に血液が流れ込んだり、毛細血管が伸びたりして、栄養や酸素が全身の細胞に行きわたるようになります。また、血液が速く流れて血管内皮細胞が刺激を受けると、一酸化窒素《ちっそ》（NO《エヌオー》）の産生量が増え、硬くなった動脈が柔軟性を取り戻す効果も期待できます。

もう一つ、**運動の大きなメリットとして筋肉量の維持・増加**があげられます。筋肉は人体最大のエネルギー生産器官です。血液中を流れる糖質の多くは筋肉で消費さ

## サルコペニアの症例（太もも断面のCT画像）

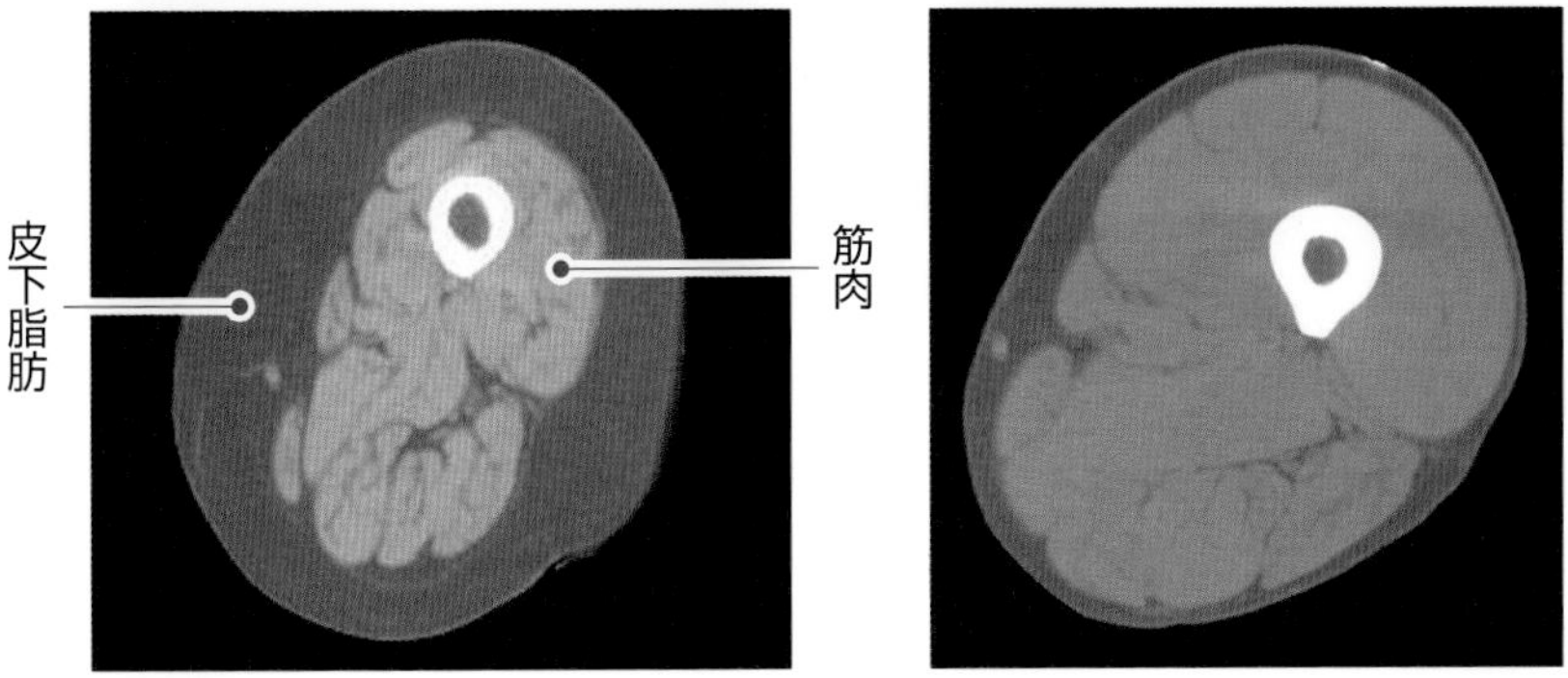


右が健常の人。サルコペニアの人（左）は、筋肉部分が萎縮し、周囲の皮下脂肪が増加している。

れ、エネルギーに変換されます。近年、加齢によって筋肉量が減少する**「サルコペニア」**（ギリシャ語で「サルコ」は筋肉、「ペニア」は「失う」という意味）が心身の老化を促すと問題視されています。**サルコペニアが怖いのは、筋肉量が減って血液中の糖が使われにくくなると、血糖値が上昇しやすくなって動脈硬化のリスクが高まる**ためです。

　私たちの研究グループは、サルコペニアに強く関連する大腿《だいたい》四頭筋（太ももの筋肉）の断面積と動脈硬化の進行度との関連を調べたところ、**大腿四頭筋の断面積が小さいほど動脈硬化は進行**することを確認しています。つまり、筋力を強めるほど、血流がよくなり血管が劣化しにくい体になるのです。

　血流再生リハビリを指導すると、高血圧や高血糖、動脈硬化、脂質異常が改善し血管が若返っていく患者さんがたくさんいるのです。

# 体の血流を一挙に増やす最高の急所は、全身の筋肉の7割が集まる**足腰の筋肉**

全身の血流を増やして血管寿命を延ばすには、**股《こ》関節や太もも、ふくらはぎといった下半身の筋肉を刺激する運動が有効**です。というのも、下半身の筋肉は全身の筋肉の約7割を占めているため、刺激すれば上半身から頭まで全身の血流が一挙によくなるからです。

70代80代の人は、「もう年だから、今さら運動をしても無駄だ」と思うかもしれません。しかし、**運動はどんなに高齢であっても有効**であることは、多くの研究で証明されています。一例をあげると、デンマークで85～97歳の11人の高齢者を対象に筋トレを12週間行った研究があります。それによると、立ち上がり動作を担う下半身の筋力は40％以上アップし、大腿《だいたい》四頭筋の断面積は約10％増えたことが報告されているのです。

## 下半身にある主な筋肉

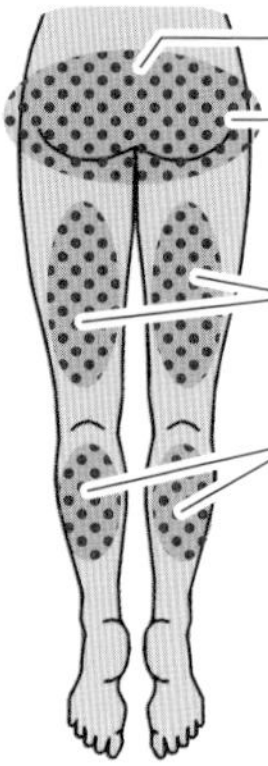


下半身の筋肉は全身の筋肉の約７割を占め、太ももやお尻の筋肉は特に大きい。

# 足腰の筋肉を刺激するには国立大学の抗加齢ドックで行う場面別「血流再生リハビリ」が最適

血流をよくするために運動をするといっても、強度が強かったり、難しかったりする運動は継続しにくく、かえって心身に負担がかかるおそれがあります。

実は、さほど強度が強い運動でなくても、血管内皮細胞を活性化させて血流を増やすことは十分に可能です。

抗加齢ドックで指導している**血流再生リハビリの運動メニューは、戸外で行う「ニコニコ歩き」、家の中でできる「片足立ちエクサ」、通勤時や買い物時などでもできる「かかと上げ」、運動強度がやや強く体力がある人向けの「8秒ジャンプ」の4種**。いずれも効率よく下半身の筋力を刺激でき、動作もシンプルで道具も不要です。場面や運動強度に応じて好きな運動に取り組めば、十分な効果が得られます。

1ヵ月続けると、体が軽くなって気分がスッキリするのを感じると思います。次ページから、それぞれの運動のやり方を紹介していきましょう。

# 外に出て毎日の習慣にするなら「ニコニコ歩き」

**❶ 背すじを伸ばしてまっすぐに立つ。**

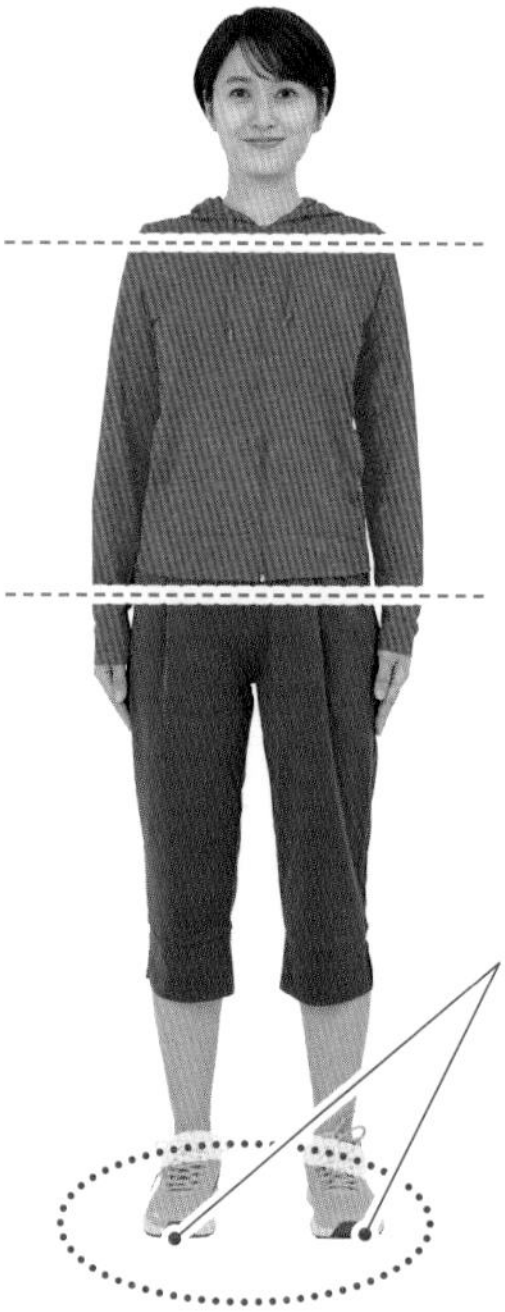
左右の肩の高さをそろえる
骨盤を立てて、左右の腰骨の高さをそろえる
爪先はまっすぐ正面に向ける

**注意**

行うさいは無理せずできる範囲で行うこと。途中で痛みなどが生じたら中止しましょう。

運動の基礎ともいえるウォーキングは**「息が弾んでニコニコしながら会話ができる程度」の強度**がおすすめです。**40代以上であれば1分間の脈拍数を「138－（年齢÷2）」**とするといいでしょう。60歳の人なら、1分間に108の脈拍になります（脈拍の測り方は68ページ参照）。

「1日の理想的な歩数は8000歩」といわれますが、高齢の人は毎日の継続は困難です。長く、速く歩くことを意識しつつ継続することが大切です。

ポイント

「息が弾んで
ニコニコしながら
会話ができる程度」
の強度で歩く

## ❷ 姿勢よく歩幅を広めに歩く

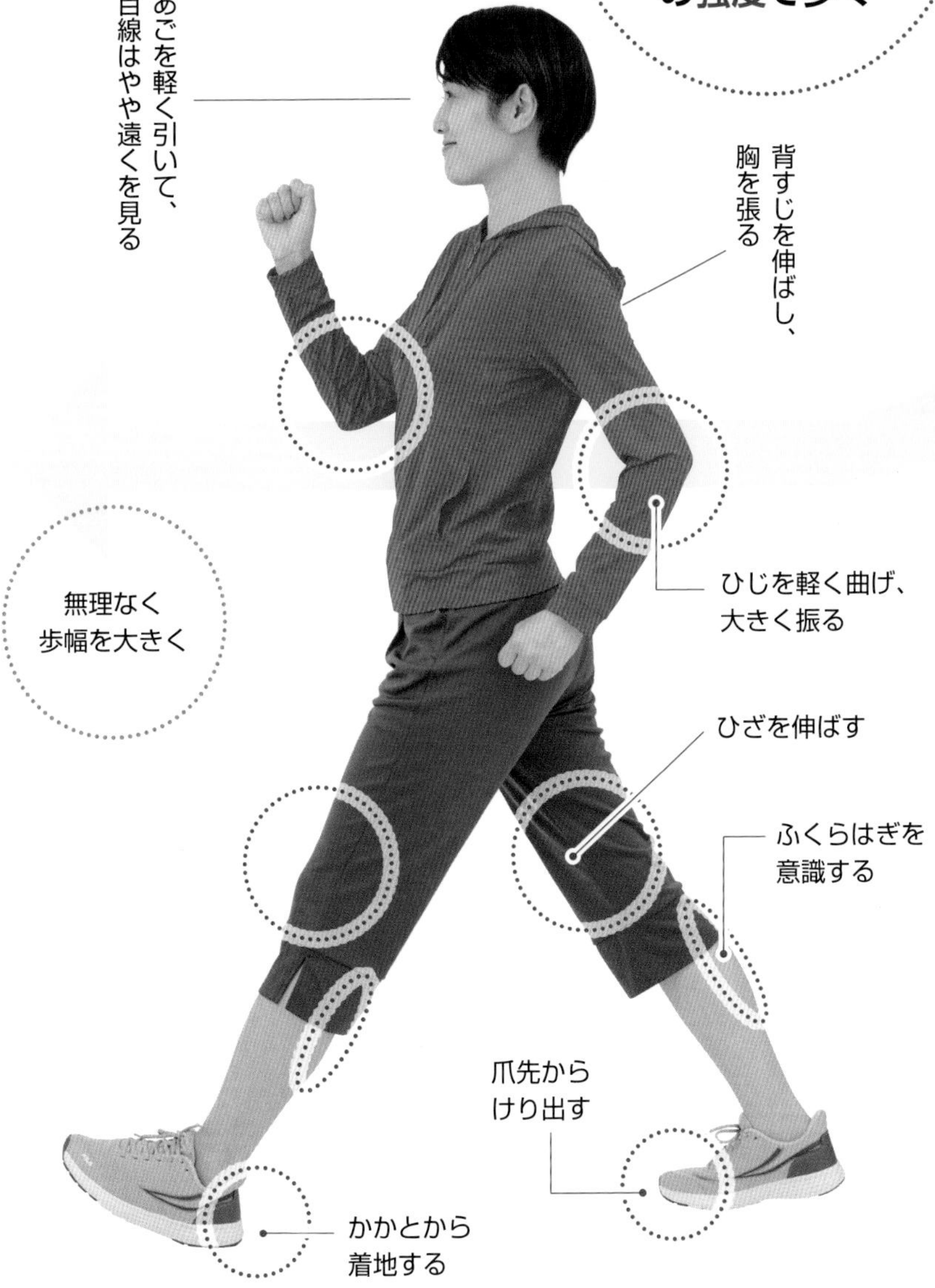
あごを軽く引いて、
目線はやや遠くを見る
背すじを伸ばし、
胸を張る
ひじを軽く曲げ、
大きく振る
無理なく
歩幅を大きく
ひざを伸ばす
ふくらはぎを
意識する
爪先から
けり出す
かかとから
着地する

# 「ニコニコ歩き」

## 「ニコニコ歩き」の　効果を高める工夫

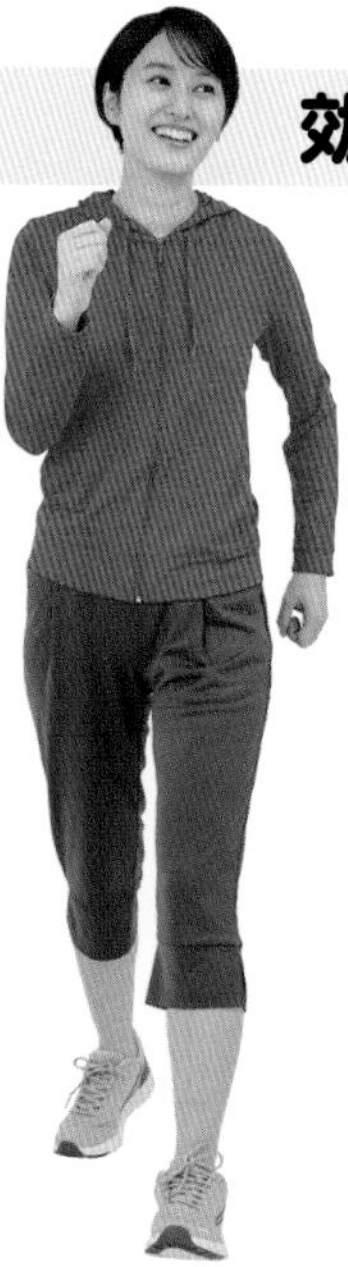

歩きながら考えたり、声を出したりすると楽しくなって脳も刺激されます。

### 簡単な計算

見かけた車のナンバープレートの最後の数字を足し算していくなど。

### 連想ゲーム

「入道雲」を見たら「入道雲といえば白い」「白いといえば雪」と連想していく。

### 花の名前をいう

見かけた花の名前を声に出していっていく。

### しりとり

トリ、リス、スルメなどと言葉をつないでいく。

## 雨で外出できない日に最適！「その場スキップ」

全身の毛細血管の血流を増やす効果が確認されています。

その場で腕を大きく振って、太ももを高く上げ、その場で20回スキップする。朝・昼・晩に、各20回ずつ行う。

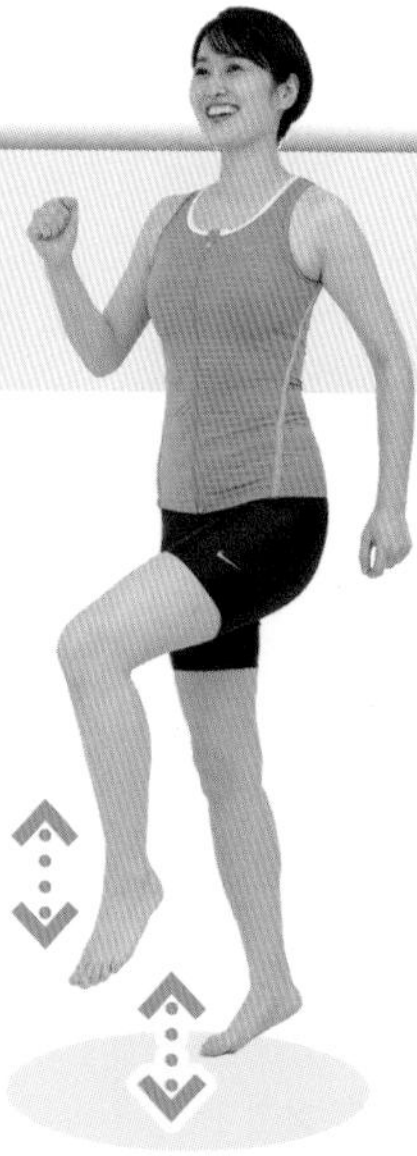

## 1分間の脈拍の測り方

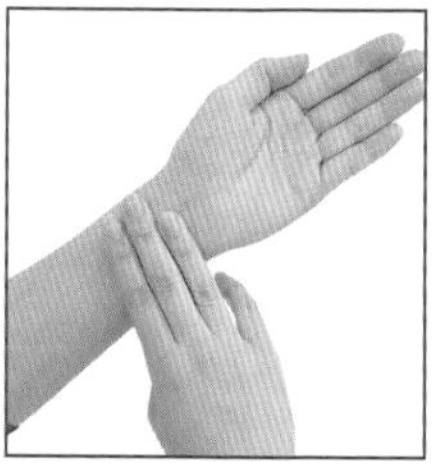

手首で測るコツを覚えておくと便利です。

手首の内側に人さし指、中指、薬指を添えて軽く力を入れると中指で脈を数えやすくなる。15秒間測り、それを4倍すると1分間の脈拍になる。

## 脳の活性化におすすめの俳句ウォーキング

愛媛大学病院がある愛媛県松山市は正岡子規《まさおかしき》をはじめ名だたる俳人を輩出した「俳句まち」です。俳句を詠む作業は、5・7・5で文字を考えたり、声に出したりするため、俳句の黙読や簡単な計算より、脳の血流が促進されることが確かめられています（下のグラフ参照）。

週3回のウォーキングを1年続けると、脳の記憶中枢である海馬《かいば》の体積が2%増え、記憶力の改善も見られたとの研究報告もあります。

ウォーキングと俳句とのダブル効果が期待できるのが「俳句ウォーキング」です。ウォーキングをしながら一句ひねってみてはいかがでしょう。

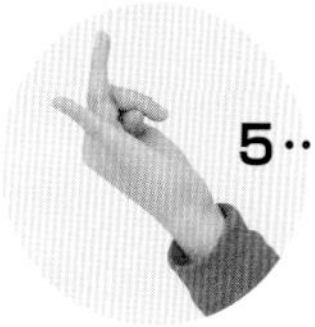

5…7…5…

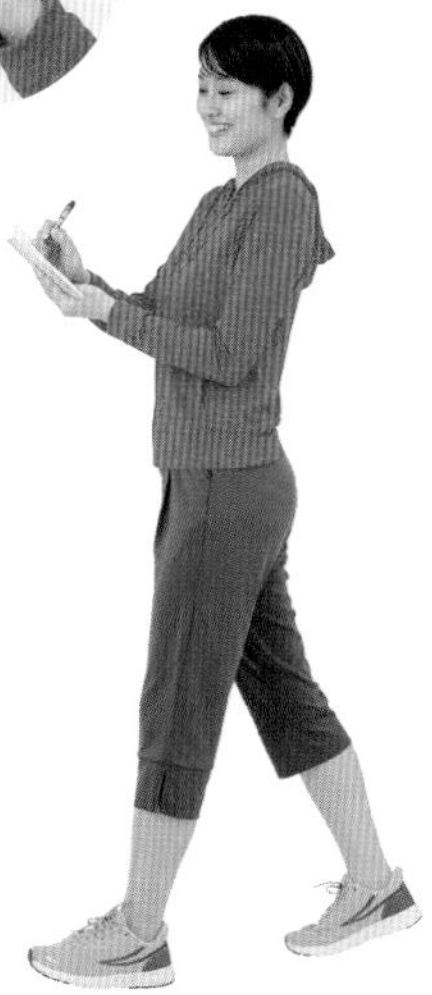

ウォーキングのたびに1句詠むことを目標にすれば、楽しみながら歩くことができる。

**俳句を詠むと脳の血流が格段にアップ**

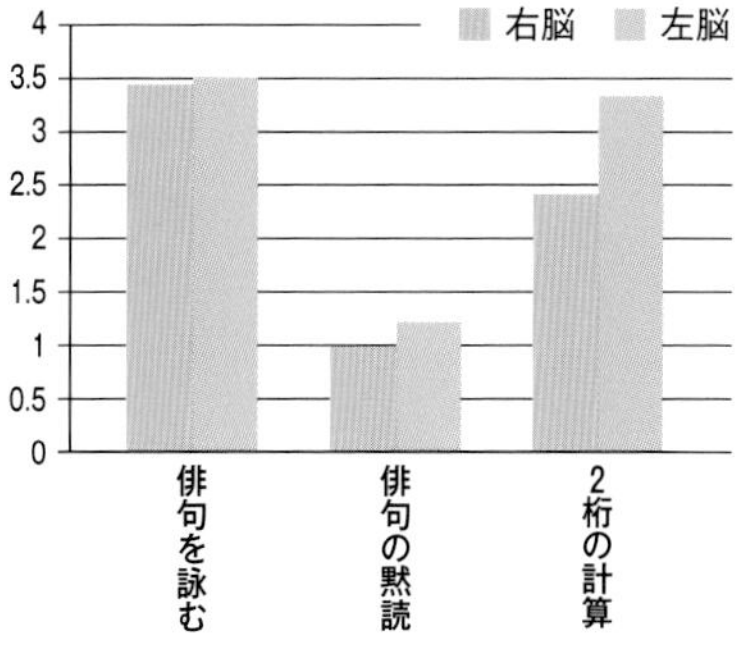


松山市のデータより

# 雨の日でも屋内ですぐできる「片足立ちエクサ」

## 1【基本編】「片足立ちエクサ」

**1** 足をそろえて立つ。

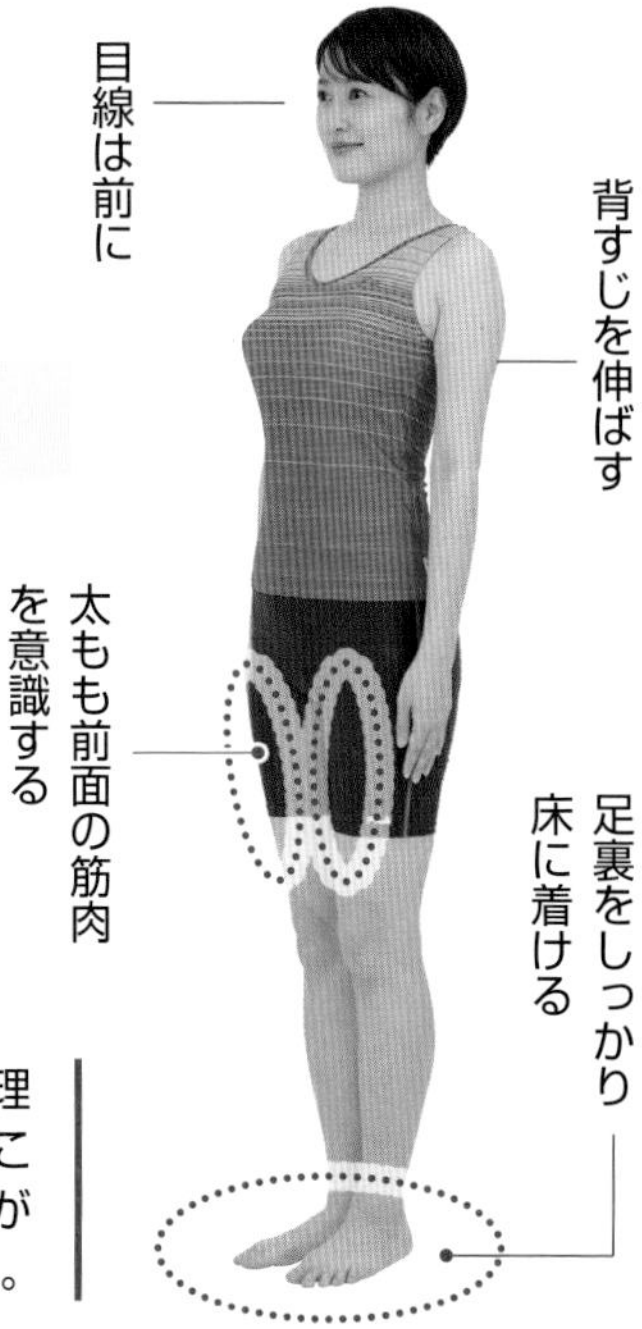
目線は前に
背すじを伸ばす
太もも前面の筋肉を意識する
足裏をしっかり床に着ける

㊟ 転倒防止のため、ふらついたとき、すぐつかまれるように壁などのそばで行いましょう。

**注意** 体操を行うさいは無理せずできる範囲で行うこと。途中で痛みなどが生じたら中止しましょう。

太ももの**大腿《だいたい》四頭筋**や**ハムストリングス**を鍛えたり、骨に適度な負荷をかけたりする作用が期待できます。また、体のバランスを取るために、脳を起点とした神経ネットワークも活性化するため、**脳トレ**としての効果も得られるでしょう。

最初は目を開けて1分間静止することをめざします。慣れてきたら目を閉じて行いましょう。バランスを取るのがより難しくなり、下半身全体と体幹のより高度な働きが必要になります。

**①~③で1セット**
**1日3セット行う**

## ② ひざを90度に曲げて足を上げ、1分間キープする。

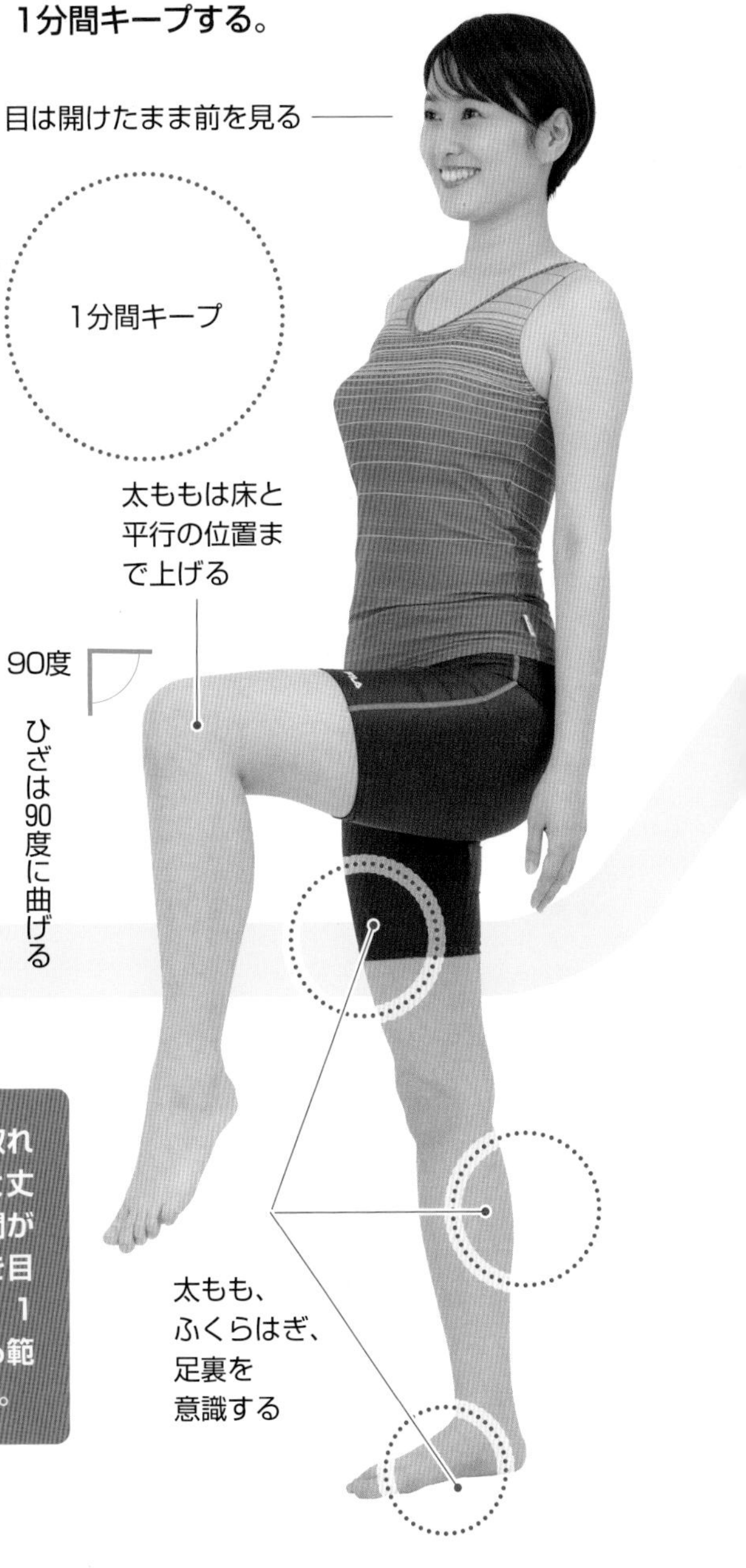
目は開けたまま前を見る
1分間キープ
太ももは床と平行の位置まで上げる
90度
ひざは90度に曲げる
太もも、ふくらはぎ、足裏を意識する

## ③ 反対側の足も同様に行う。

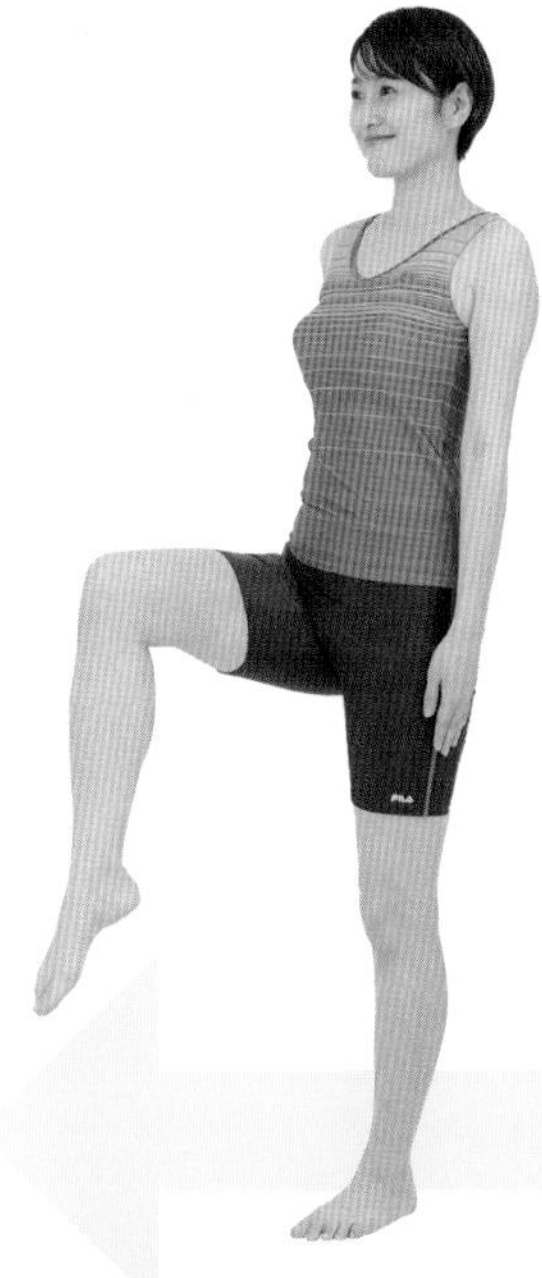

**ポイント**
最初はバランスが取れず足が着いても大丈夫! 片足立ちの時間が合計1分になるのを目標に行いましょう。1分が無理ならできる範囲の秒数でOKです。

## ······ 2 【上級編】「片足立ちエクサ・外旋」

基本編の片足立ちエクサができる人はチャレンジしてみましょう。バランスと筋力だけでなく股《こ》関節の柔軟性も高められます。

**❶ かかとを着け、両手を広げてまっすぐ立つ。**

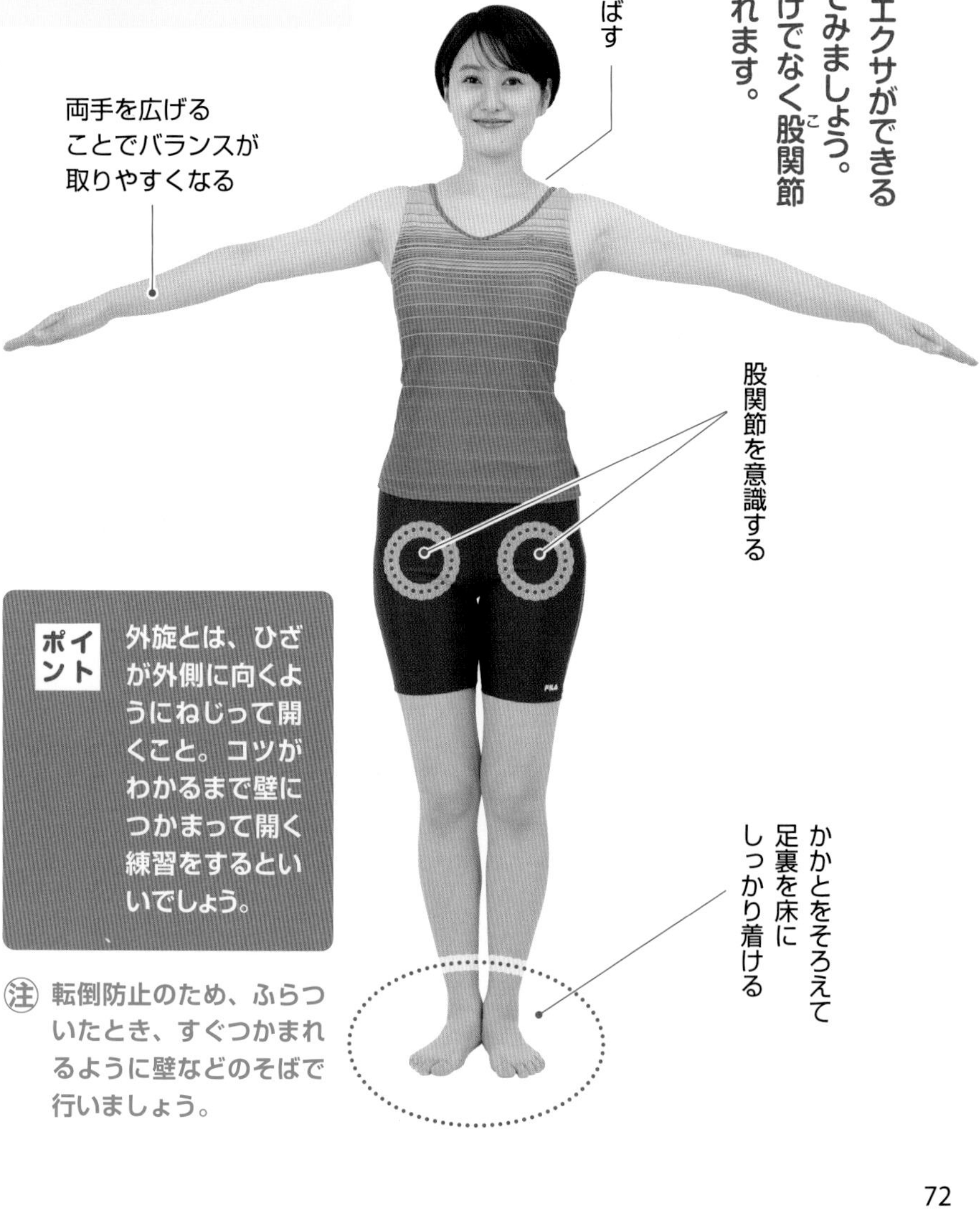

背すじを伸ばす
両手を広げることでバランスが取りやすくなる
股関節を意識する
かかとをそろえて足裏を床にしっかり着ける

**ポイント** 外旋とは、ひざが外側に向くようにねじって開くこと。コツがわかるまで壁につかまって開く練習をするといいでしょう。

㊟ 転倒防止のため、ふらついたとき、すぐつかまれるように壁などのそばで行いましょう。

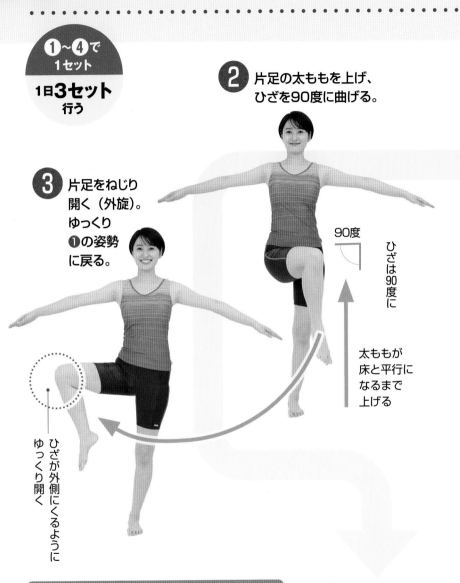

**❶～❹で1セット**
**1日3セット行う**

**❷ 片足の太ももを上げ、ひざを90度に曲げる。**

**❸ 片足をねじり開く（外旋）。ゆっくり❶の姿勢に戻る。**

ひざは90度に
太ももが床と平行になるまで上げる
ひざが外側にくるようにゆっくり開く

**❹ ❷～❸を反対側の足でも同様に行う。**

**ポイント** いきなりひざを外に向けようとするのはNG！足が開きにくく、股関節を傷める危険があります。開くときは股関節を回すように開くのがコツです。

# 屋内でも外出時でも「ながら」で取り組める「かかと上げ」

ふくらはぎの**腓《ひ》腹《ふく》筋**や**ヒラメ筋**を効率的に動かす運動です。

腓腹筋やヒラメ筋は心臓から一番遠い足まで送り出された血液を、重力に逆らって絶えず心臓まで送り返す重要なポンプ機能を担っています。そのため、ふくらはぎは**「第2の心臓」**とも呼ばれています。

ふくらはぎの筋肉を伸縮させることで、筋肉を通る静脈の血流が活発になり、それによって全身の血流が一挙によくなります。

## ① 「かかと上げ・立位」

**1** イスの背に両手を添え、両足を肩幅に開いてまっすぐ立つ。

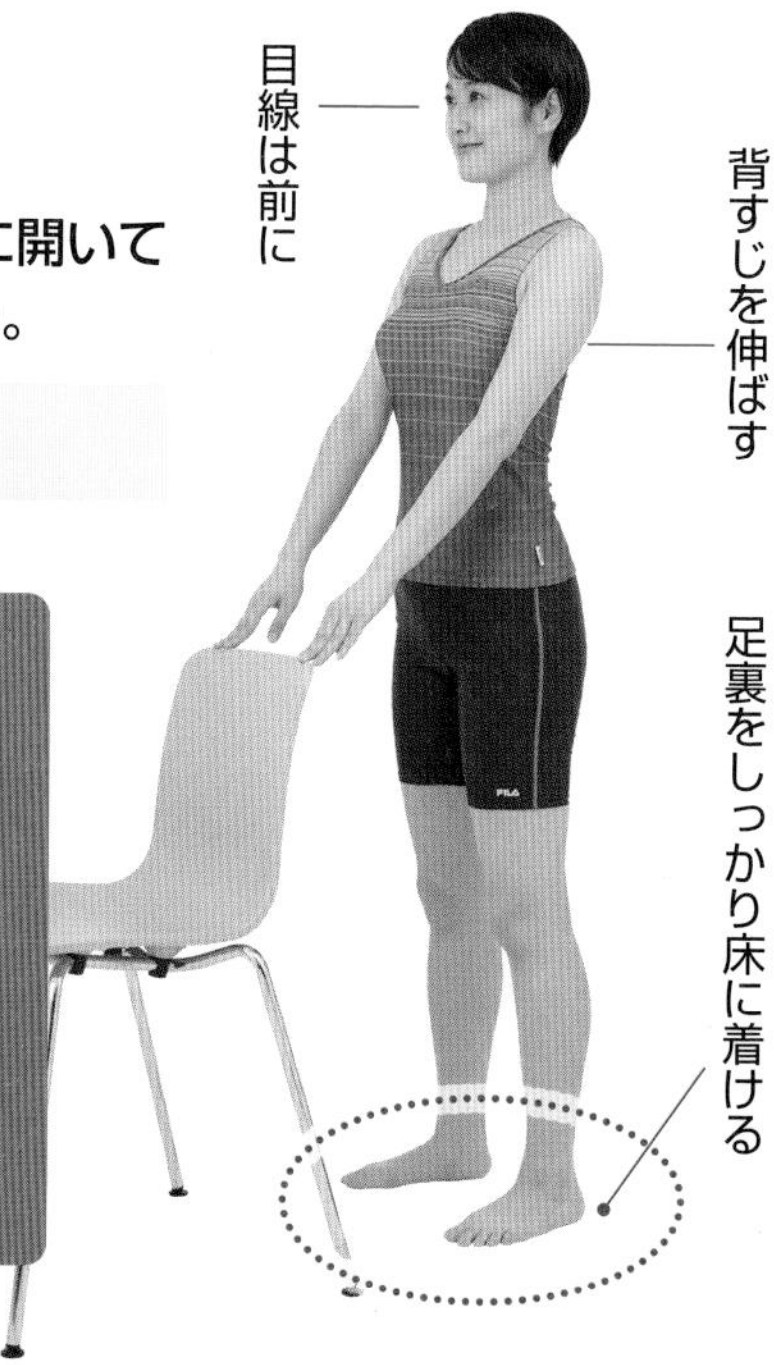
目線は前に
背すじを伸ばす
足裏をしっかり床に着ける

**ポイント**
ふくらはぎに力が加わることを感じ、下半身から心臓へ血液の戻りが促されることをイメージしましょう。

**❶〜❸を1分で1セット**
**1日5セット行う**

## ❷ 両足のかかとをゆっくり上げて爪先立ちになる。ゆっくりかかとを下げる。

## ❸ ❶❷の上げ下げを1分間くり返す。

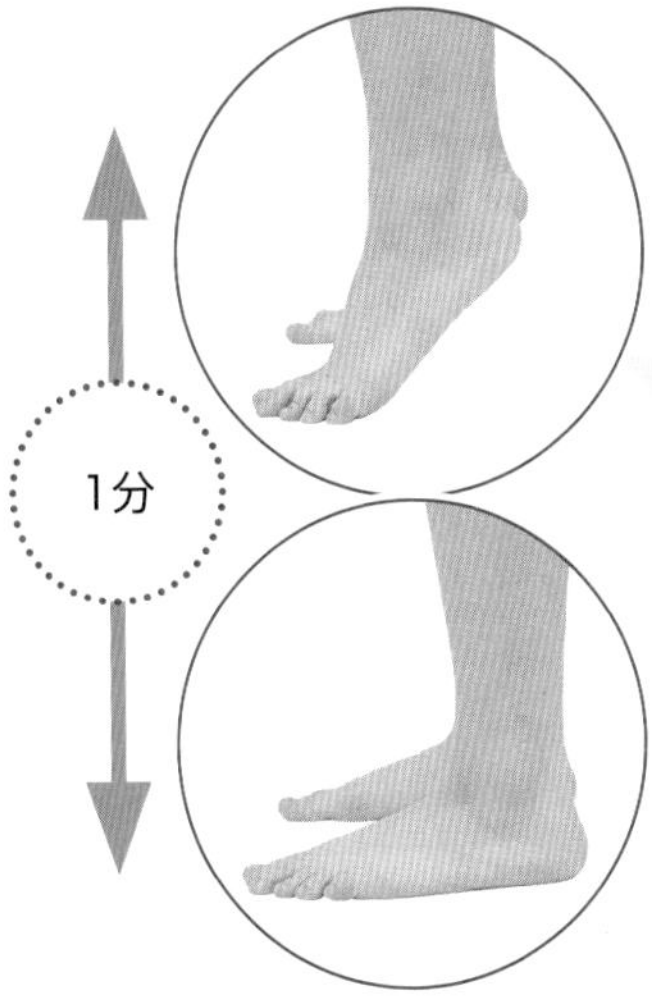


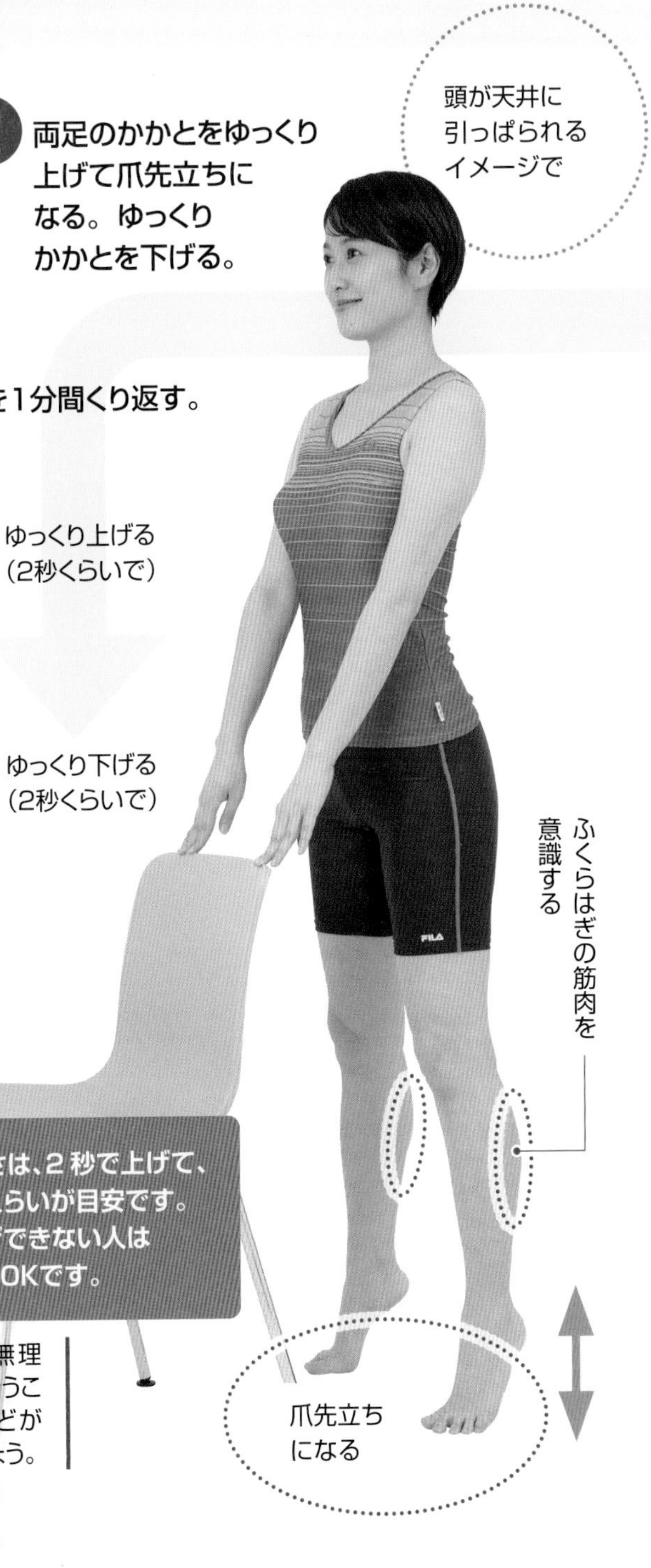
頭が天井に
引っぱられる
イメージで
ふくらはぎの筋肉を意識する
爪先立ち
になる

**ポイント** 上げ下げの速さは、2秒で上げて、2秒で下げるくらいが目安です。1分間上げ下げできない人は30秒からでもOKです。

**注意** 体操を行うさいは無理せずできる範囲で行うこと。途中で痛みなどが生じたら中止しましょう。

## ② 「かかと上げ・座位」

立って行うことが不安な人でも、座って行えば無理なくふくらはぎを鍛えることができます。

**①** イスに浅く座り、両足を肩幅に開き、背すじをまっすぐ伸ばす。

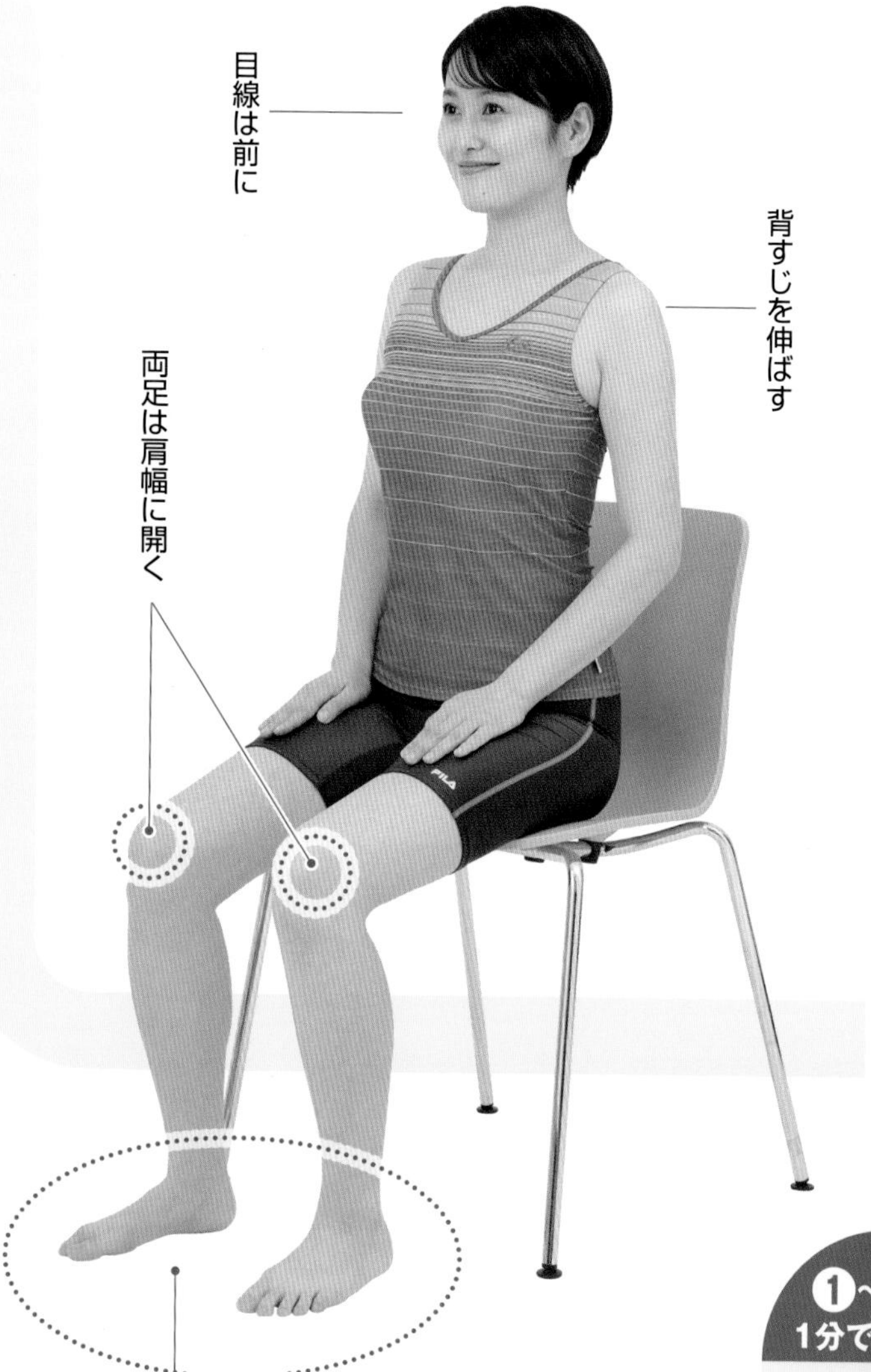
目線は前に
背すじを伸ばす
両足は肩幅に開く
足裏をしっかり床に着ける


**①〜③を1分で1セット**
**1日5セット行う**

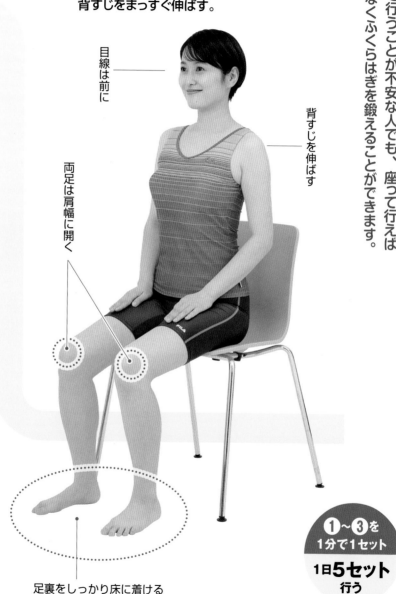

**2** 両足のかかとをゆっくり上げて爪先立ちになる。ゆっくりかかとを下げる。

**3** ❶❷の上げ下げを1分間くり返す。

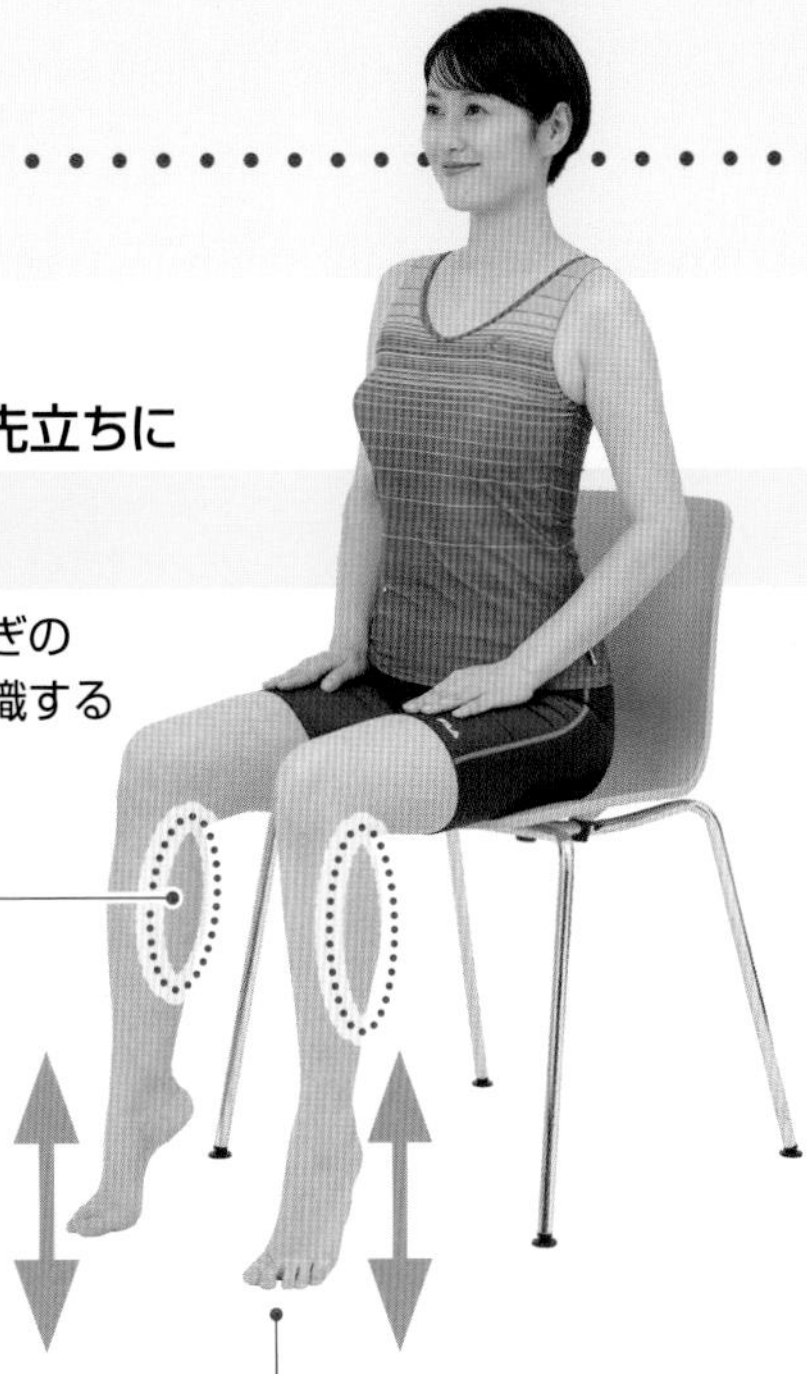


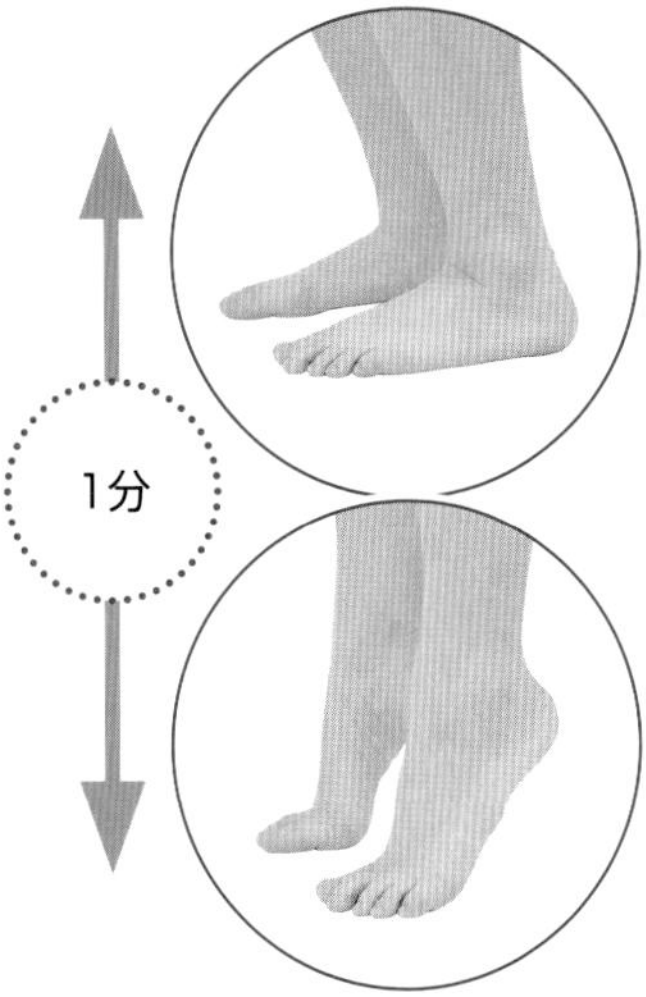


**ポイント** かかとを上げ、ふくらはぎに力を入れるとより筋肉が鍛えられて効果的です。

## 外出時でも気軽にできる! 「ながら」で「かかと上げ」

ちょっとした場所や時間を活用し、かかと上げを行いましょう。

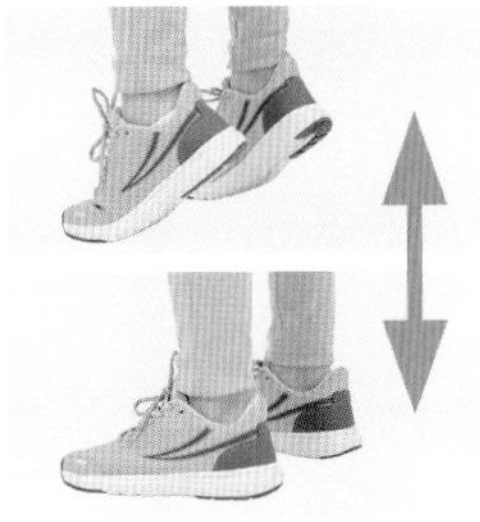

- 電車の座席で
- 座りっぱなしの仕事中に
- 待合室での待ち時間に

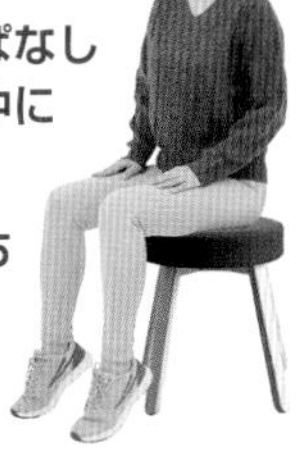

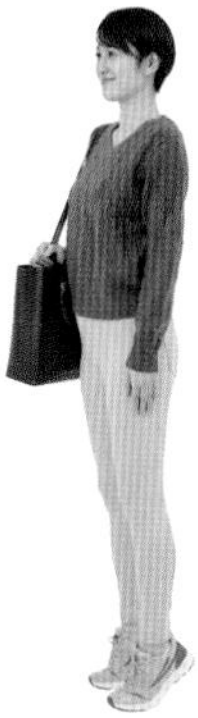

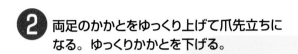

- 電車のホームで
- 信号が変わるまで
- 買い物のレジ待ちをしながら

# 足腰が丈夫で強度が強めの運動が出来るなら「8秒ジャンプ」

全身の筋肉の中で最も大きい**大腿《だいたい》四頭筋**をはじめ、**ハムストリングス**（太ももの裏の筋肉）、さらにはふくらはぎと、下半身の重要な筋肉を一度に刺激して血流を促す運動です。

また、**脊柱《せきちゅう》起立筋**（背骨の両側についている筋肉）や**腹筋**など体幹の筋肉が鍛えられ、転倒しにくくなる効果も期待できます。

運動不足の人は着地で足を傷めやすいので、アキレス腱《けん》を十分に伸ばしてから行ってください。

## 「8秒ジャンプ」

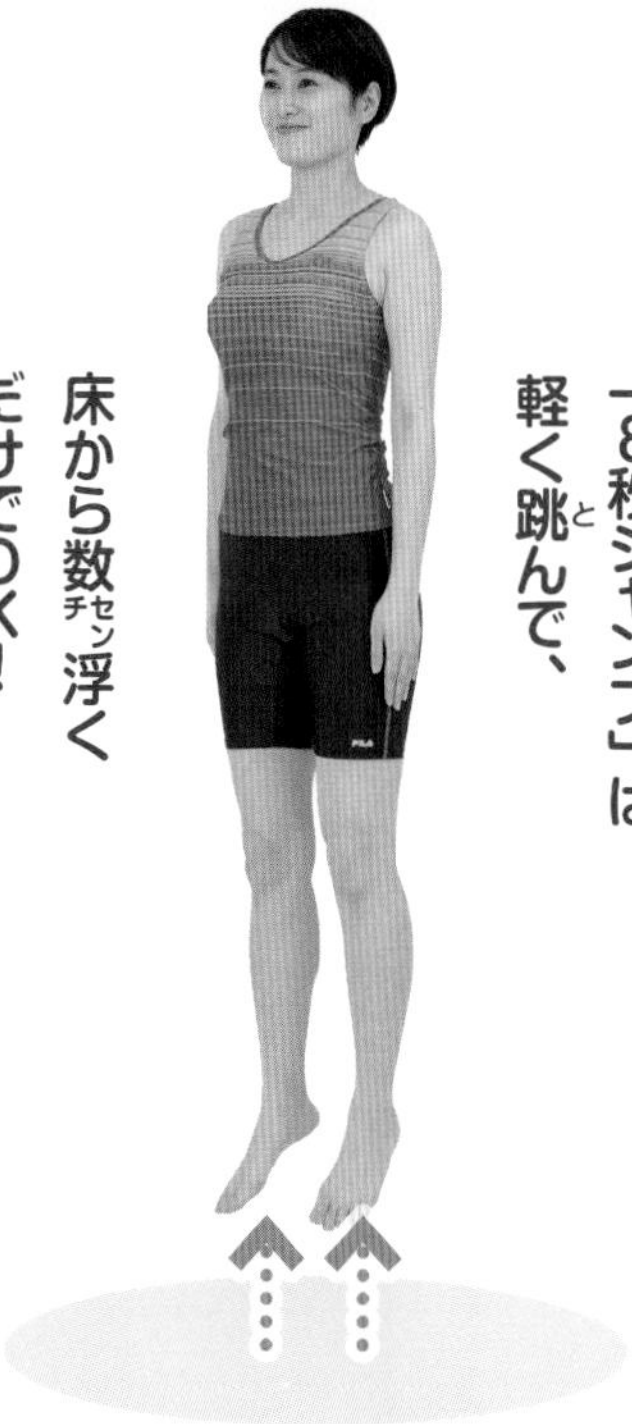

「8秒ジャンプ」は軽く跳《と》んで、

床から数センチ浮くだけでOK！

リズミカルに楽しく跳びましょう。

## 8秒ジャンプの「準備運動」

アキレス腱や足首を柔軟にして
着地の衝撃を和らげる
準備運動をしましょう。

### アキレス腱伸ばし

❶〜❸で1セット
3セット行う

❶ 直立姿勢から右足を大きく後ろへ引く。

❷ 左足に上体の重みをかけながら左ひざを軽く曲げ、右足のアキレス腱やふくらはぎを伸ばして10秒キープ。

❸ 足を入れ替えて❶❷を同様に行う。

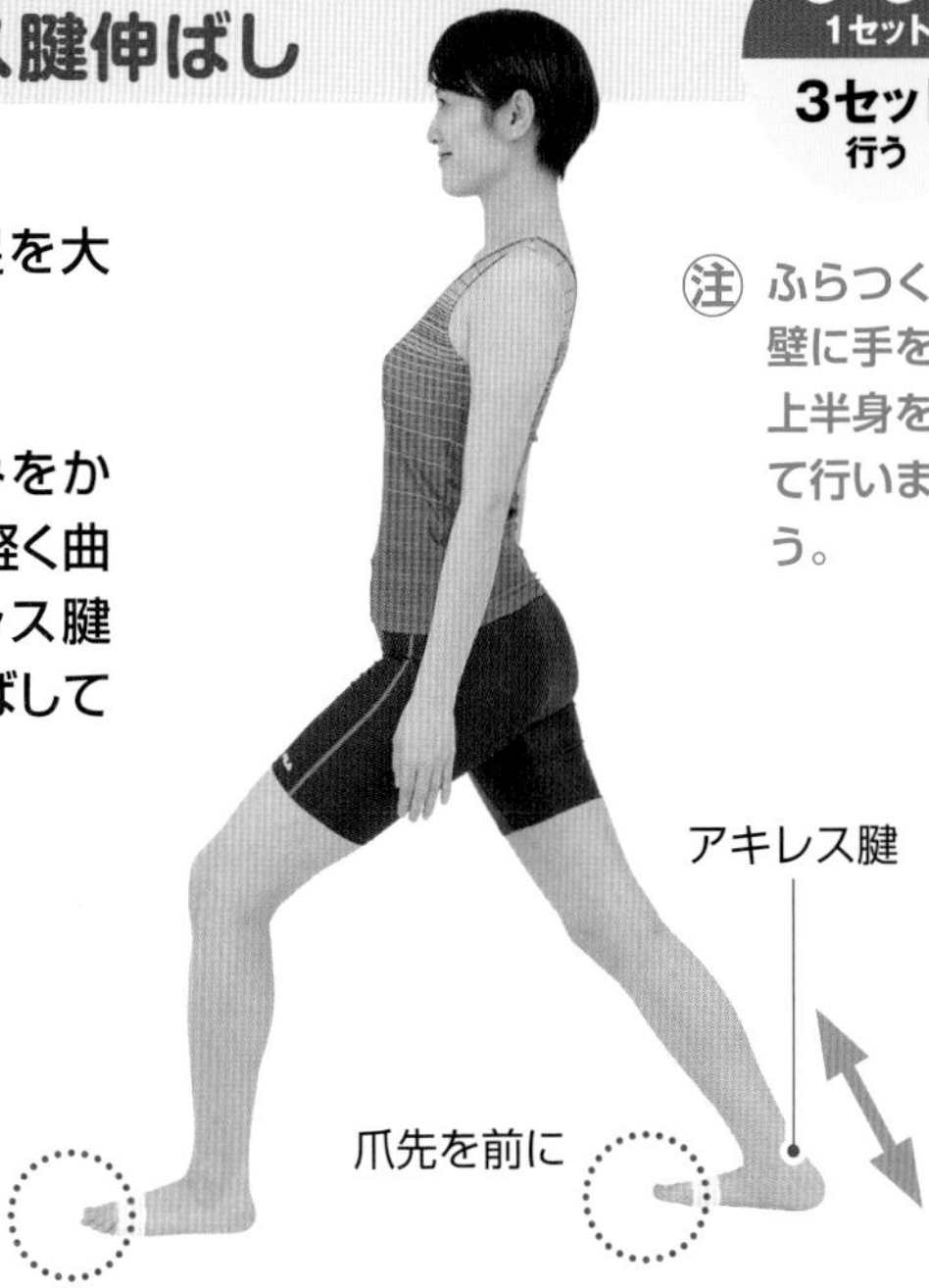


注 ふらつく人は壁に手をつき上半身を支えて行いましょう。

### 足首ブラブラ、グルグル

❶〜❸で1セット
3セット行う

❶ 両手と片足ずつを1分くらいブラブラゆらす。

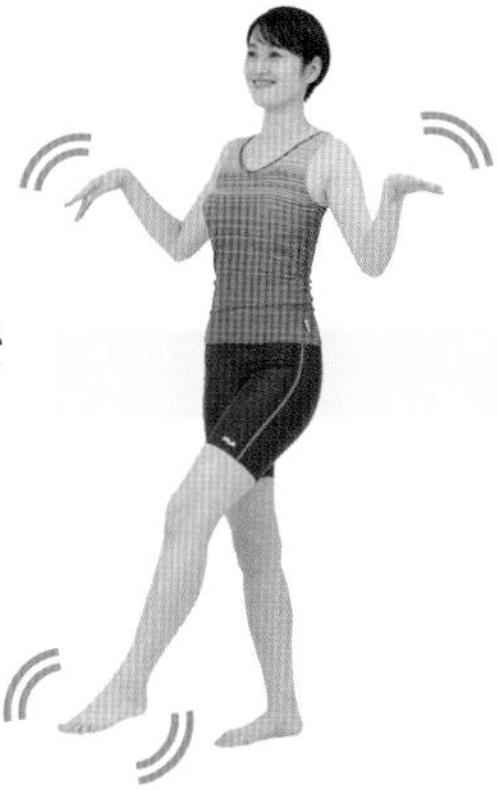

❷ 左足首を（同時に手首も）グルグルと左右に20回ずつ回す。足を入れ替えて同様に行う。

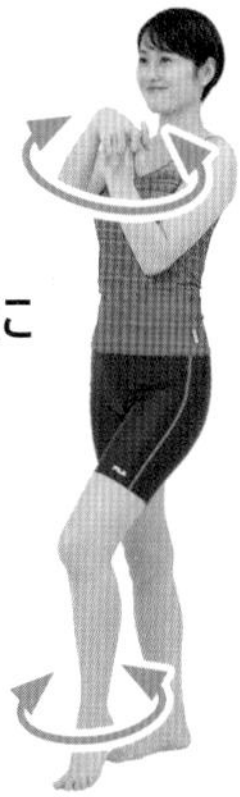

## 1 【基本編】「8秒ジャンプ」

軽く
リズミカルに
跳びましょう！

### 1 背すじを伸ばして立つ。

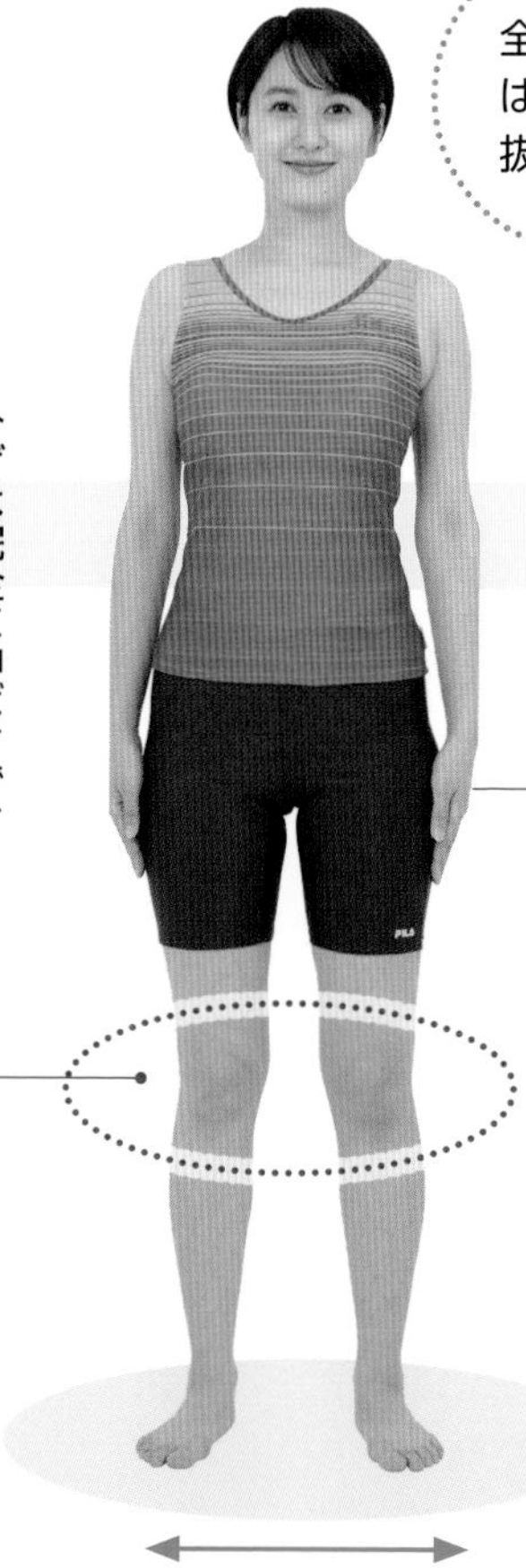

全身の力
は適度に
抜いて

ひざは完全に伸ばさず、
少しゆるめるイメージで

両手は自然に下ろしておく

両足は肩幅くらいに開く

### 2 真上に軽くジャンプする。

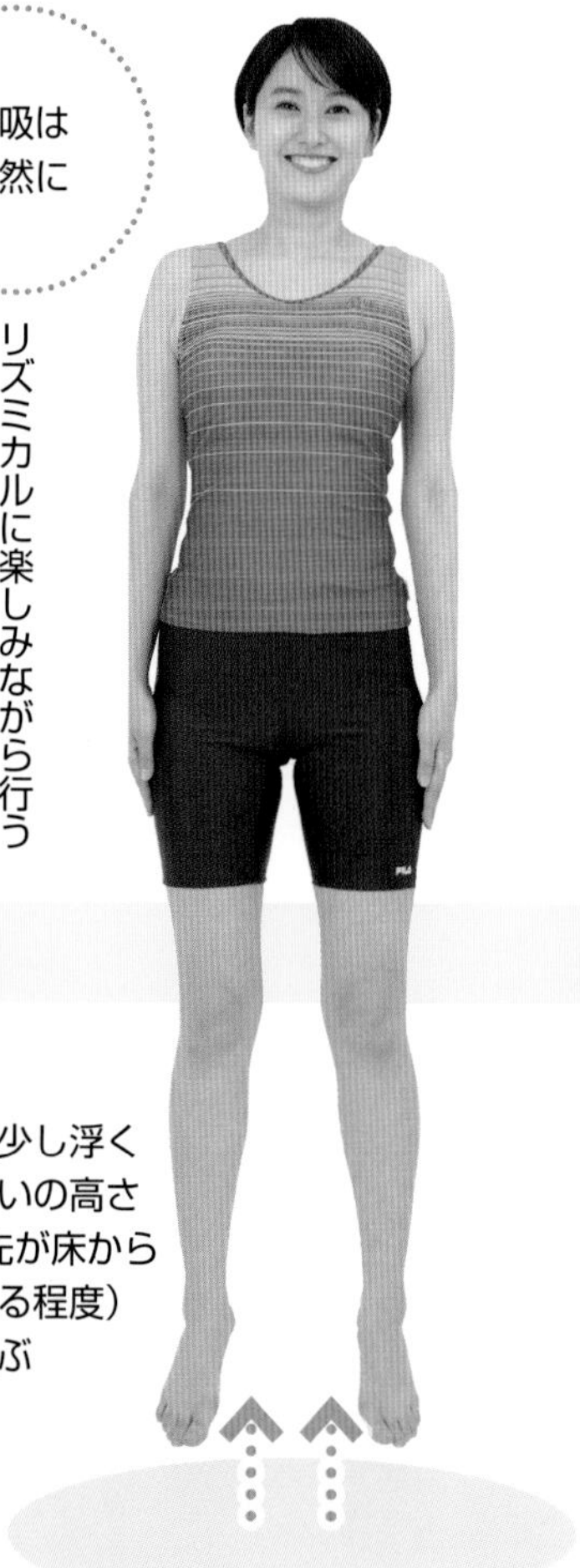

呼吸は
自然に

リズミカルに楽しみながら行う

足が少し浮く
くらいの高さ
(爪先が床から
離れる程度)
で跳ぶ

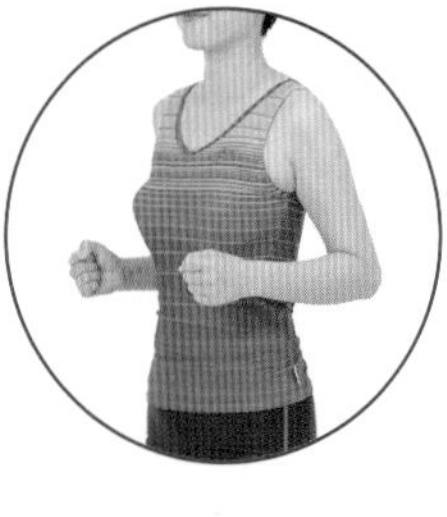

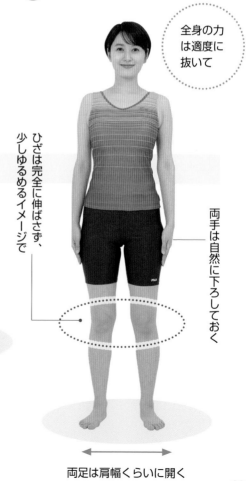

両手はひじを
曲げて上半身
を引き上げる
ように跳んで
もいい

8秒間
❶〜❹を
くり返し1セット
**5セット**
行う

※1セット終えたら、5〜10秒
休んで足腰をリセットする。
※セット数を徐々に増やして、
最終的には10セットをめざす。

## ❸ ひざのクッションを使って着地する。

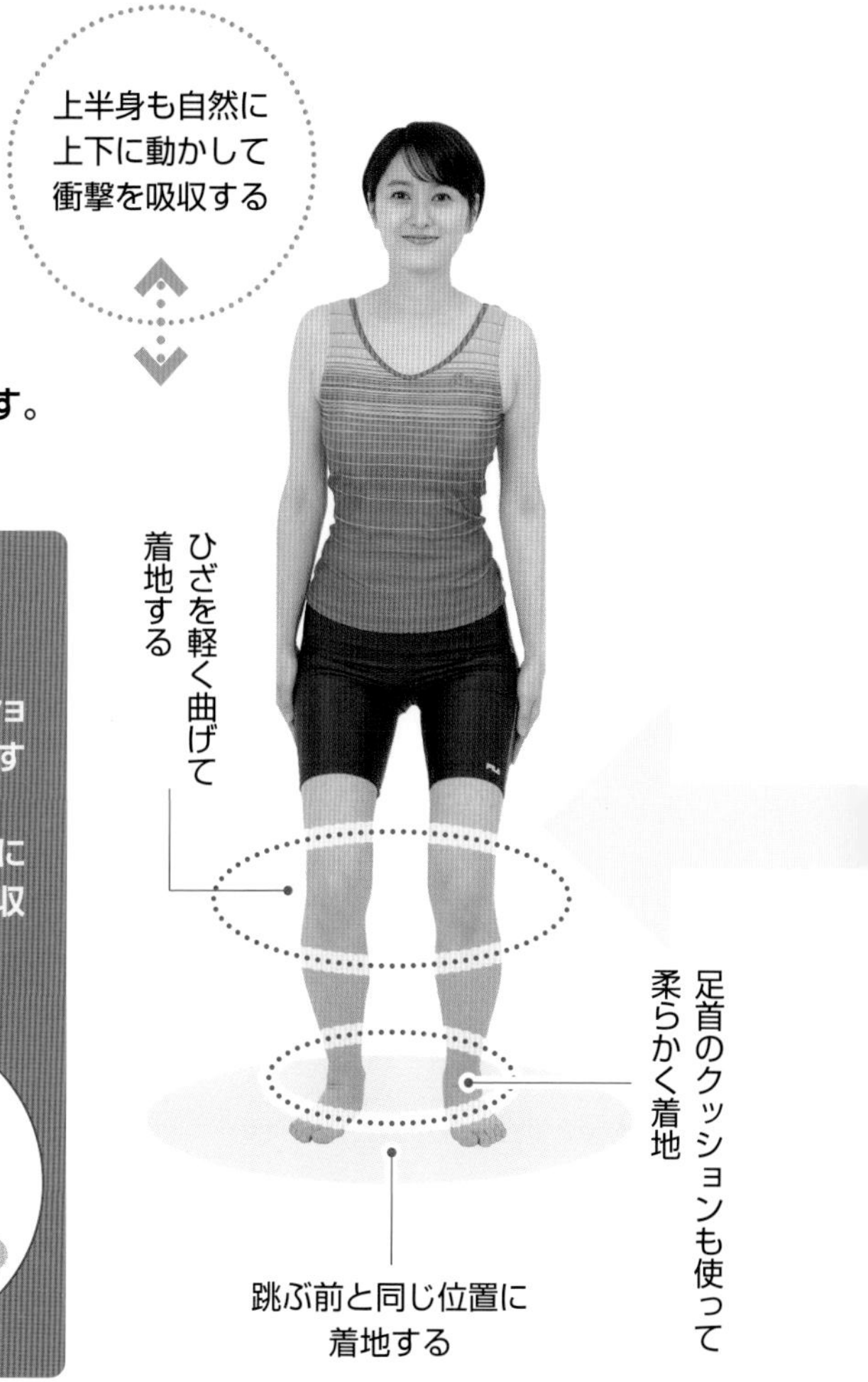
上半身も自然に
上下に動かして
衝撃を吸収する
ひざを軽く曲げて
着地する
足首のクッションも使って
柔らかく着地
跳ぶ前と同じ位置に
着地する

## ❹ ❷❸を8秒間くり返す。

**注意**

体操を行うさいは無理せずできる範囲で行うこと。途中で痛みなどが生じたら中止しましょう。

**ポイント**

必ずひざのクッションを使って着地すること。
着地時にはひざにかかる衝撃を吸収してくれます。

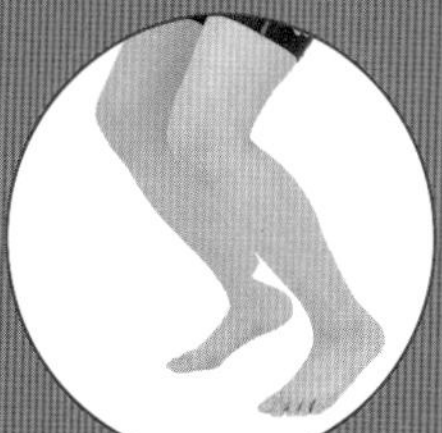

跳ぶスピードの目安

- ❷〜❸で1回として、1秒間に2回を目安に8秒間（16回を目標に）跳ぶ。
- イチ、ニ、サン、シ…と数えながら跳ぶといい。
- できない人は、1秒間に1回でもOK!

※無理せずできる回数で行い、徐々に増やしていきましょう。

## ② 【上級編】「8秒ジャンプ・両手上げ」

8秒間
❶〜❹を
くり返し1セット
**5セット**
行う

※1セットごとに、5〜10秒休みを入れる。
※余裕でできる人はセット数を増やしてもいい。
※無理のない範囲で行う。

さらに効力アップしたい人はチャレンジしましょう。

❶ 両手を上げて頭上で交差させる。

❷ 真上に軽くジャンプする。

❸ ひざや足首のクッションを使って着地する。

❹ 8秒間❷❸をくり返す。

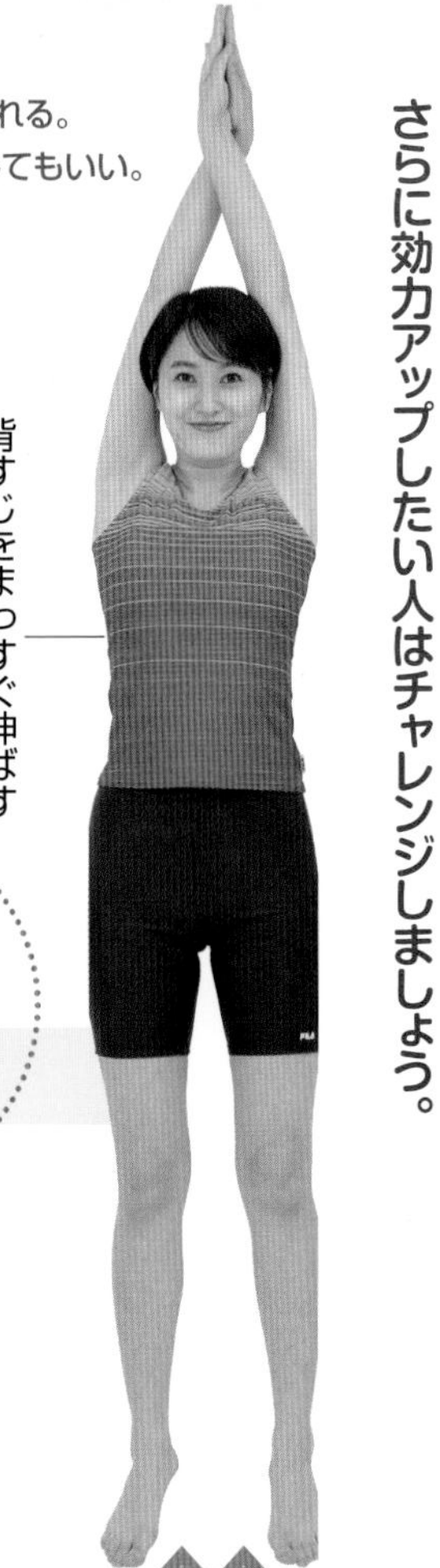

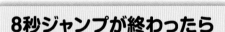

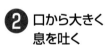

背すじをまっすぐ伸ばす
できない人は交差させず両腕を上げるだけでもいい


### 8秒ジャンプが終わったら

深呼吸を10回程度行い、
呼吸を整えましょう。

❶ 鼻から大きく息を吸い込む

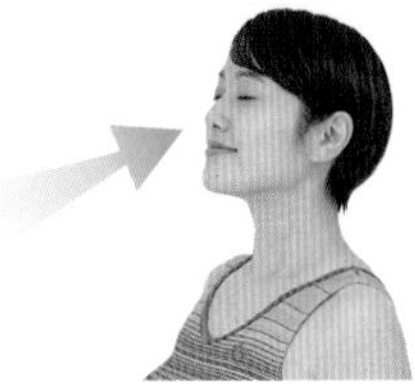

❷ 口から大きく息を吐く

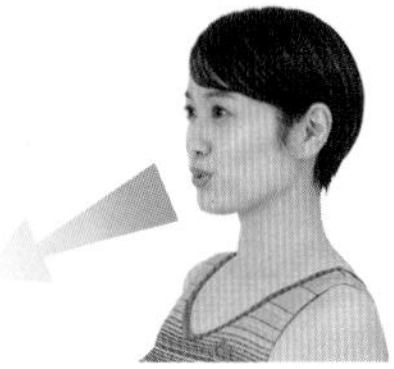

**ポイント** 両手を上げると、背中や肩の筋肉が使われ、姿勢改善、肩こり対策にも効果大!

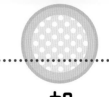

# 加えて体の硬い人は太ももの筋肉を伸ばす「血流アップストレッチ」もやったら効力最大

最近、動脈硬化の進行度の指標として新たに注目されているのが**体の硬さ**です。血管のうち動脈も平滑筋という筋肉でできているため、動脈硬化が進んでいると筋肉が柔軟性を失い体が硬くなってきます。

実際、立命館大学スポーツ健康医学部の家光素行《いえみつもとゆき》教授らが60歳以上の男女132人を対象に行った試験で、体が硬い人ほど動脈硬化が進行していることが確認されています。また、ストレッチで硬くなった筋肉をほぐすと、動脈硬化が改善することも明らかになっています。

もし、**「前屈したときに床に手が届かなくなった」「靴下をはくのが難しくなった」**というように、体が硬くなったと感じたら、動脈硬化が進行している疑いがあります。そうした場合、太ももの大腿《だいたい》四頭筋を中心に下半身の筋肉を柔軟にする**血流アップストレッチ**がおすすめで、血流がよくなり血管も柔軟になる効果が期待できます。

次の㌻でやり方を紹介しているので、ぜひ、試してみてください。

# ・・・・・・・・・「血流アップストレッチ」

❶〜❸で
1セット
朝と夜の1日
2セット行う

## 太もも前面伸ばし

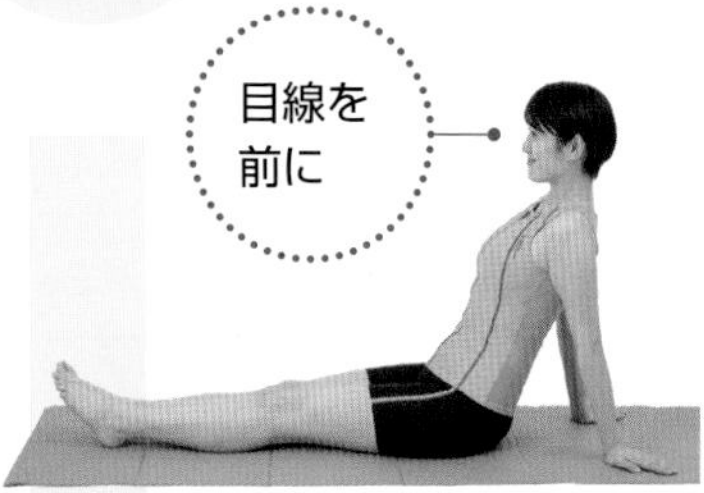


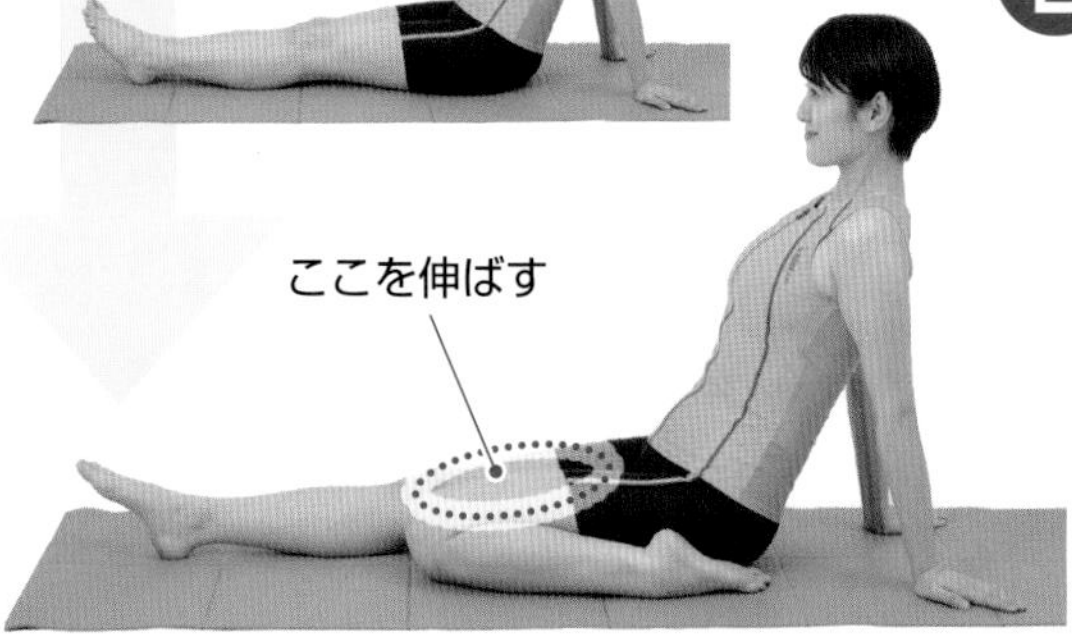


❶ 両足を伸ばして座り、両手を後ろに着く。

❷ 片足を後ろに曲げ、太ももの前面を30秒伸ばす。終わったら、もう片方の足も同じように伸ばす。

❸ ❶❷を片足ずつ、2回くり返す。

## 足のつけ根伸ばし

❶〜❸で
1セット
朝と夜の1日
2セット行う

❶ 正座をして、両手を前に着く。

❷ 片足を後ろに30秒伸ばす。終わったら、もう片方の足も同じように伸ばす。

❸ ❶❷を片足ずつ、2回くり返す。

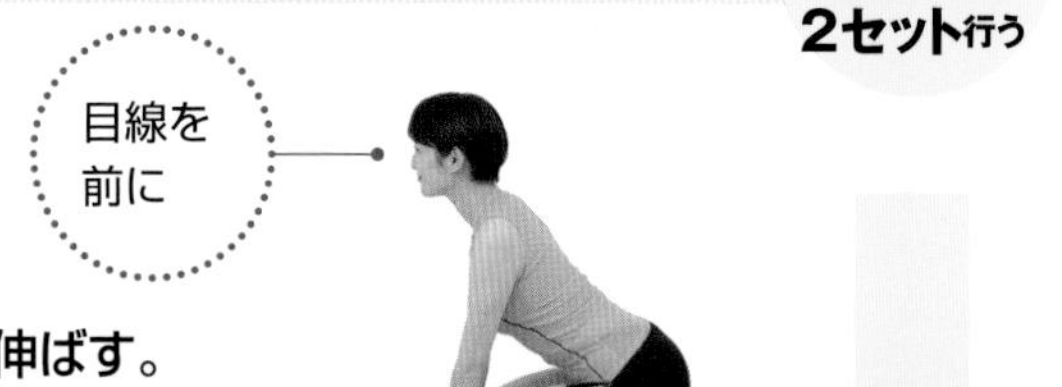


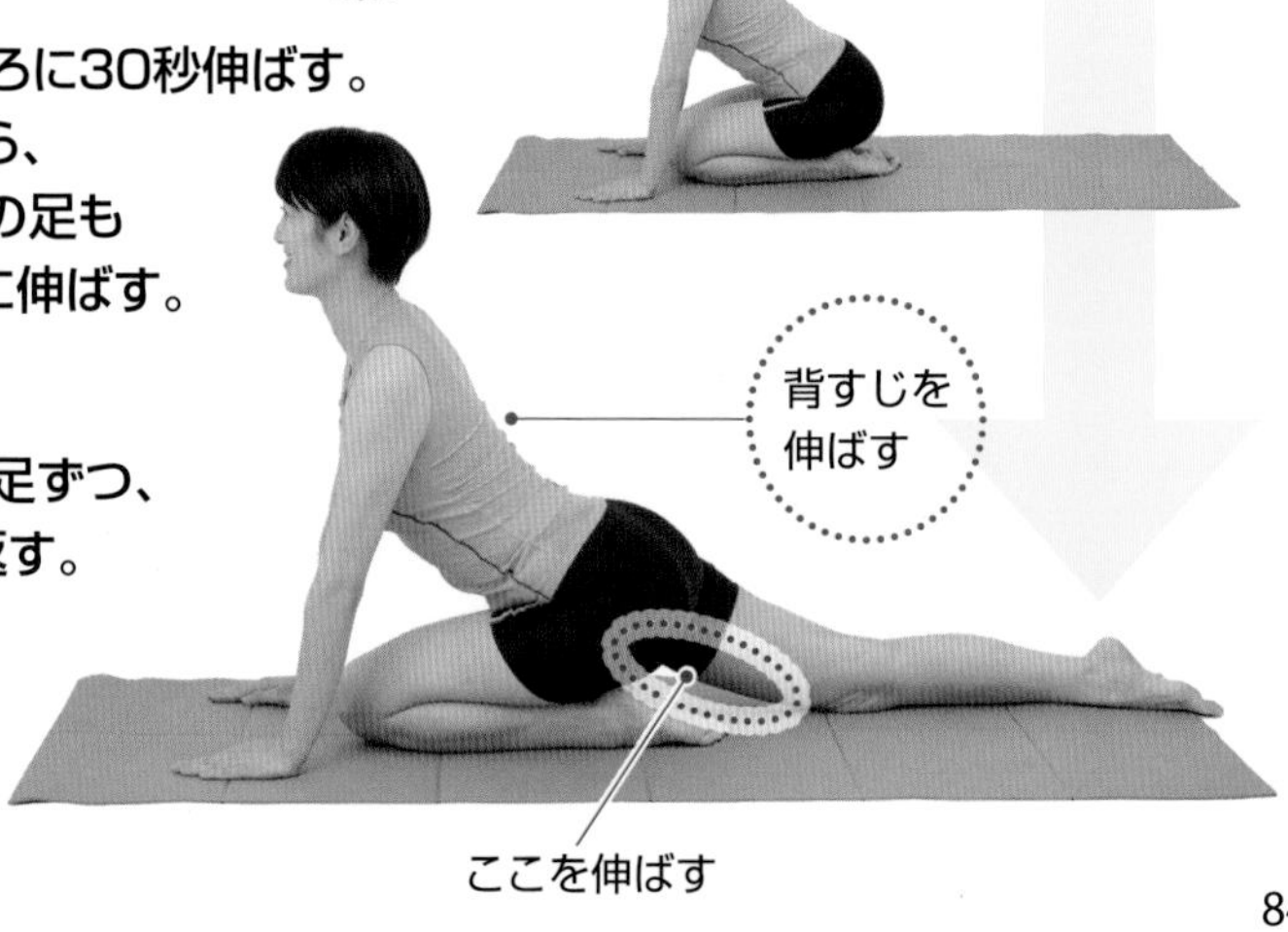

# 第5章

# 国立大式「血流再生リハビリ」はこんなにすごい！
# 高血圧・高血糖にも
# 骨量不足・肌のシミ・物忘れにも
# 効く6大効果と症例カルテ集

# 血流再生リハビリは血管だけでなく脳も内臓も若返る6大効果を備え80代でも継続しやすい

血流再生リハビリを行うと、全身の血流が促され、動脈硬化でカチカチになっていた血管に柔軟性が戻ったり、毛細血管がよみがえったりする効果が期待できます。そうなれば、心臓・腎《じん》臓・肝臓といった臓器や、脳・肌・骨の酸欠や栄養不足が解消されて、さまざまな不調が改善に向かいます。

みなさんの中にも、医師から運動をすすめられたが続けられなかったという人がいるかもしれません。しかし、**血流再生リハビリには「ニコニコ歩き」「片足立ち」「かかと上げ」「8秒ジャンプ」の4種の運動**があり、屋内や戸外、外出時など、その人の生活に合わせて無理なく取り入れられ、80代で体力が低下した人でも行えます。

実際、抗加齢ドックの患者さんに指導すると、**①高血圧・脂質異常症の改善**、**②高血糖の改善**、**③骨密度の上昇**、**④脳の活性化**、**⑤美肌効果**、**⑥便秘の改善の六つの効果**がよく聞かれます。この章では、それぞれの効果と、実際によくなった患者さんの例を紹介していきましょう。

# 効果1 血管内皮細胞が若返って血管がしなやかになり、動脈硬化も高血圧も改善

血流再生リハビリの効果として、最も重要なのが**血管内皮細胞の若返り効果**です。血流を増やすと、その刺激で血管内皮細胞の働きが活性化し、さまざまな**生理活性物質（生命活動や生理機能の維持・調節にかかわる物質）**が産生されます。その代表が53ページでも述べた**一酸化窒素《ちつそ》（NO《エヌオー》）**です。一酸化窒素には、血管を柔軟にして動脈硬化を防いだり、血流を促して高い血圧を下げたりする作用があります。

また、血管内皮細胞で産生される**プロスタグランジンE**や**タウリン**といった物質にも、血管に作用して**高い血圧を下げる**働きがあります。

一酸化窒素には、**血管内の悪玉（LDL）コレステロールの沈着や酸化を防ぎ、動脈硬化の進行を防ぐ**効果も期待できます。実際、脂質異常症の人に処方されるスタチンという薬には、血管内皮細胞の働きを高めて一酸化窒素の産生を増やす作用があります。こうして血管内皮細胞が若返ると、**腎《じん》臓病や肝臓病、心筋梗塞《こうそく》、脳卒中などの予防にも役立つ**と考えられるのです。

かくいう私も、血流再生リハビリを行って高い血圧を改善した一人です。私が血流再生リハビリを始めたのは2018年のこと。当時の私は多忙のために不摂生な生活を送っていて、40代前半のころから体重が85キロを超えていました。高血圧家系だったせいもあり、**最高血圧が140〜150ミリ**（正常は130ミリ未満）を推移し、健康診断で**180ミリに達すること**もありました。

「このままでは血管が劣化してしまう」と危惧した私は、血流再生リハビリとして、8秒ジャンプを行うことにしたのです。1回8秒のジャンプを朝に約10セット、昼食後に10セット、合計でそれぞれ100回ほどジャンプをすることを目標にしました。

1週間も続けると体が軽くなり、生活にメリハリが出て食事にも気をつけるようになりました。体重は1カ月に1キロのペースで落ち、1年で10キロ以上やせて**72キロ**になり、血圧も降圧薬なしで**130ミリ未満と正常域で安定**するようになりました。

59歳になった現在は、出勤時に病院から少し離れた場所に車を駐車し、ニコニコ歩きも行うようになり、健康に対する意識が大きく変わりました。

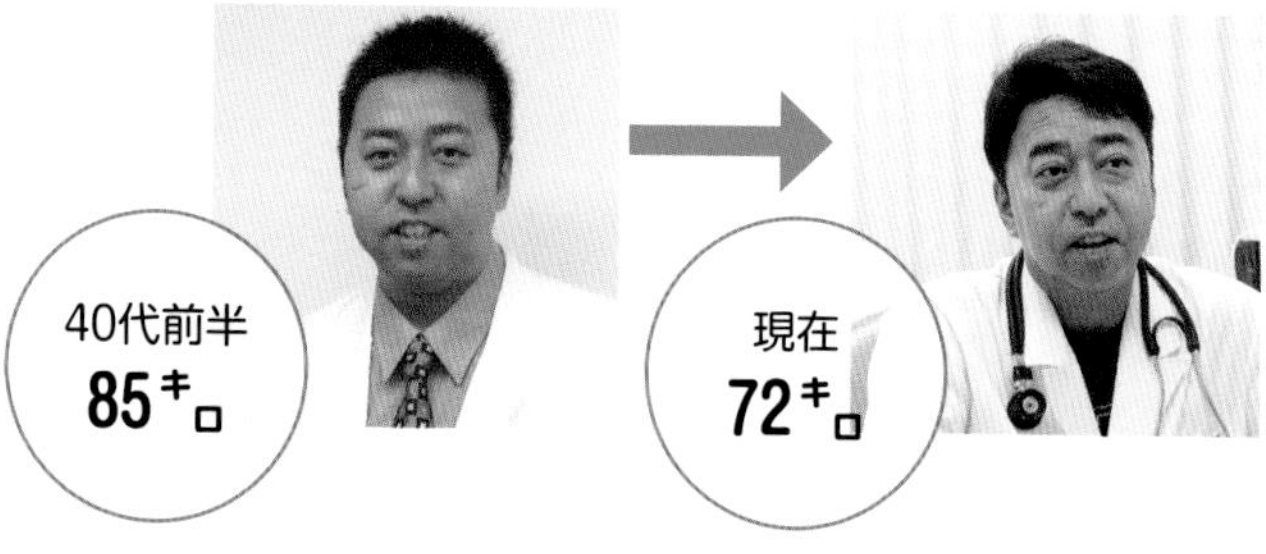

血流再生リハビリ
カルテ 1

# 血流再生リハビリを1ヵ月続けたら高かった血圧が正常域に下がり表情も明るくなった

菊池美奈子《きくちみなこ》さん（仮名）
68歳・主婦

菊池美奈子さんは、以前はペットの犬を連れて朝夕の1日2回散歩に出かけていました。それが、抗加齢ドックを受診する半年前にペットを亡くしてからというもの、散歩に出かけなくなり、気持ちもふさぎがちになったそうです。そんな菊池さんを心配した娘さんが、菊池さんに抗加齢ドックの受診をすすめたのです。

検査をすると最高血圧が150㍉（正常は130㍉未満）、最低血圧が90㍉（正常は85㍉未満）と、高血圧の状態でした。私は菊池さんといろいろ話をするうちに、若いころはスポーツが好きだったということを聞きました。そこで「血流再生リハビリをやってみませんか？」とすすめ、**8秒ジャンプとニコニコ歩き**を指導したのです。

それからというもの、菊池さんは娘さんといっしょにニコニコ歩きをしたり、家では8秒ジャンプに取り組んだりするようになりました。その結果、半年後には、**最高血圧が120㍉台、最低血圧は80㍉前後と下がり、表情も明るくなりました**。それ以降も定期的に受診していますが、菊池さんの血圧は正常域で安定しています。

血流再生
リハビリ

カルテ 2

# 血流再生リハビリで悪玉コレステロール値が劇的に改善し、善玉値との比率も良好

川中真理子《かわなかまりこ》さん（仮名）
72歳・主婦

川中真理子さんが抗加齢ドックに通院するようになったのは、10年以上前の60歳のころ。別の病院で悪玉（ＬＤＬ）コレステロール値が１５０ミリグラム（正常は40～１４０ミリグラム）に上昇し、脂質異常症と診断され、血糖値もやや高めだったのがきっかけです。私は運動をすすめましたが、当時の川中さんはあまり積極的ではなかったので、主に薬で治療をすることにしました。その結果、悪玉コレステロール値は76ミリグラムまで下がり、その状態を維持していました。ところが昨年9月の受診時、川中さんの悪玉コレステロール値が１７１ミリグラムに上がっていました。聞くと、「薬をやめて運動したい」とのこと。そこで、私は血流再生リハビリを指導したのです。

川中さんは、**効力の高い両手を上げて跳《と》ぶ8秒ジャンプを毎日１００回**するようにしたそうです。その結果、今年9月の検査では、薬なしで１２８ミリグラムまで低下し、善玉（ＨＤＬ）コレステロールも65ミリグラムでした。悪玉と善玉の比もほぼ2対1と健康な人と同じ割合になり、良好な状態を維持しています。

## 効果2

# 血液中の血糖調節ホルモン「インスリン」の働きが活性化し、高い血糖値も下がる

**糖尿病の治療で、薬物療法とともに重要なのが運動**です。食事で血液中のブドウ糖が増えると、すい臓からインスリンというホルモンが分泌《ぶんぴつ》され、余分な糖が筋肉に蓄えられて血糖値が下がります。しかし、なんらかの理由でインスリンの働きや分泌が低下すると、血液中に糖がだぶついて血糖値が上昇し糖尿病を発症します。そこで、**運動を行うと、糖が消費されやすくなって血糖値が下がっていく**のです。

特に、**片足立ちのような太ももの筋肉（大腿《だいたい》四頭筋）を刺激する運動は効率的**です。というのも、太ももの筋肉は面積が大きく運動時の糖の消費率が高いからです。

また、毛細血管はホルモンの働きにも深く関係していて、ゴースト化が進むとインスリンの働きも低下することがわかっています。血流再生リハビリによりゴースト血管に血液が送られると、**インスリンの働きが回復**し、血糖値の改善に役立つのです。

糖尿病の人は、健康な人の3～4倍のスピードで動脈硬化が進行するといわれています。血流再生リハビリで血流を増やすことが血管寿命を延ばすには重要です。

血流再生リハビリ

カルテ 3

## 糖尿病と診断されたが血流再生リハビリを始めたらヘモグロビンA1cが劇的改善し薬も不要

西村昭広《にしむらあきひろ》さん（仮名）
59歳・タクシー運転手

西村昭広さんは50代前半のころ、常にのどの渇きを覚えるようになり、かかりつけ医を受診したところ**糖尿病**と診断されました。血糖降下薬を処方され飲んでいましたが、血糖値は思うように下がりません。一時は、過去1～2ヵ月の血糖値の状態がわかるヘモグロビンＡ１ｃは７・５％（６・５％以上で糖尿病型）まで上昇しました。主治医は薬の増量を提案したそうですが、西村さんはこれ以上、薬を増やしたくないと抗加齢ドックを受診したのです。

西村さんの生活習慣を聞いたところ、タクシー運転手という職業柄、歩くことがほとんどなく、明らかに**運動不足**であることがわかりました。そこで、血流再生リハビリを指導し、**仕事の合間に片足立ちや8秒ジャンプ**を行ってもらいました。それをきっかけに、西村さんは食生活でも**野菜を多くとる**ようになったそうです。その結果、３ヵ月後にはヘモグロビンＡ１ｃは７・０％まで下がったのです。正常域よりはまだやや高めですが、現在も薬なしでその数値を維持し、回復傾向にあります。

## 効果3

# かかと刺激で骨から若返りホルモン「オステオカルシン」が分泌され、骨粗鬆症の予防に効果大

年を取ると、骨量が低下して骨粗鬆症《こつそしょうしょう》（骨がスカスカになる病気）に悩む人が増えてきます。骨量低下は、**転倒や骨折、寝たきりの原因**になるため、要注意です。

骨量低下の予防や骨量の増加にも、血流再生リハビリは有効です。ニコニコ歩きやかかと上げ、8秒ジャンプといった運動は、**かかとを床や地面に着けたときに骨に適度な衝撃**が加わります。すると、そうした刺激によって骨の骨芽《こつが》細胞（骨を作る細胞）が活性化し、骨量を増やす効果が期待できるからです。

同時に、運動をすると骨芽細胞から**「オステオカルシン」**というホルモンが分泌《ぶんぴつ》されることがわかっています。オステオカルシンは**若返りホルモン**とも呼ばれ、骨ではコラーゲンなどとともに骨の構造を支える柱として働き、骨の強化に貢献します。

なお、片足立ちで骨に負荷をかけると、骨量を増やすのに役立つことが確認されています。昭和大学で行われた研究で、**片足立ちを3～6ヵ月続けると、なんと約6割の人に太もものつけ根の骨量の増加**が見られたことが報告されているのです。

血流再生リハビリ

カルテ 4

# 骨粗鬆症のためねこ背にも悩んだが、血流再生リハビリのニコニコ歩きで骨量が増え姿勢もよくなった

吉井《よしい》佐紀《さき》さん（仮名）
71歳・生け花教室主宰

吉井佐紀さんが私の抗加齢ドックを受診したのは、地域の健康診断で骨密度の低下を指摘されたことがきっかけでした。受診時の吉井さんは、背中が丸くなって姿勢が悪くなってきたことにも悩んでいて、くわしく検査したところ、やはり骨粗鬆症《こつそしょうしょう》の状態でした。ねこ背も、骨粗鬆症のために背骨が圧迫されたことが原因だと考えられました。

そこで私は、食事でカルシウムと、カルシウムの吸収を高めるビタミンDをとるようにすすめ、それとともに、吉井さんには血流再生リハビリとして、**屋外でニコニコ歩きを行う**ことも指導したのです。屋外でニコニコ歩きを行うと、**日光を浴びることで体内のビタミンDが増えるため、骨量を増やす効果が高まる**と考えられます。

吉井さんは、友達を誘ってニコニコ歩きを始めました。その結果、3ヵ月後の受診では、明らかに骨量の増加が認められました。また、ねこ背も徐々に改善されつつあり、「姿勢もよくなってきて若返ったみたい」と喜んでいます。

## 効果4

# 骨から出る若返りホルモンは**脳の活性化**にも有効で、記憶力も上がると期待

血流再生リハビリを行うと、脳の血流がよくなり、脳が活性化して認知症予防に役立ちます。また、物忘れがあっても自立した生活が送れる認知症の前段階の**軽度認知障害（MCI）であれば、運動によって認知機能が回復**する効果も見込めます。

血流再生リハビリで指導しているニコニコ歩きのようなウォーキングは、認知症予防のために厚生労働省でも推奨しています。実際、70～80歳の女性に認知機能テストを受けてもらい、日ごろの運動習慣との関係を調べた研究によれば、**日ごろよく歩く人ほど認知機能テストの成績がよく**、少なくとも1週間に90分（1日当たりに換算すると15分程度）歩く人は、週に40分未満の人より認知機能の高いことが確認されているのです。

また、血流再生リハビリを行うと、**骨芽《こつが》細胞からオステオカルシンというホルモンが分泌《ぶんぴつ》**されます。このホルモンが脳に到達すると、**脳神経細胞**や脳の記憶中枢《ちゅうすう》である**海馬《かいば》が活性化**して、認知機能を向上させる作用も確認されています。

血流再生リハビリ

カルテ 5

## 物忘れが増え軽度認知障害が疑われたが、血流再生リハビリで回復し認知機能の点数も健常に戻った

芦野《あしの》勇樹《ゆうき》さん（仮名）
67歳・会社経営

芦野勇樹さんは会社を経営しており、60歳を過ぎてもバリバリ仕事をこなしていました。ところが、2021年のある時期からクライアントの名前が出てこなかったり、打ち合わせを忘れたりすることが多くなり、不安になった芦野さんは私が勧める抗加齢ドックを受診したのです。

私はまず、芦野さんに認知機能を調べる**「あたまの健康チェック」**を受けてもらいました。これは、一時的に言葉を覚えたり思い出したりする簡易な記憶テストで、高い精度で軽度認知障害の可能性が判定できます。結果は0～100点で評価され、50点前後がボーダーラインとなります。芦野さんは、48点と健常な状態から軽度認知障害になりかけている状態で、最初のうちは経過観察することにしました。

しかし、芦野さんのようすは、受け答えが上の空だったり、反応がやや乏しかったりする印象があり、放置すると認知機能は低下していくと思われました。その後、数値が徐々に落ちてきたため、**長谷川式認知症評価スケール**のテストを行ったところ、

## 芦野さんの認知機能の変化

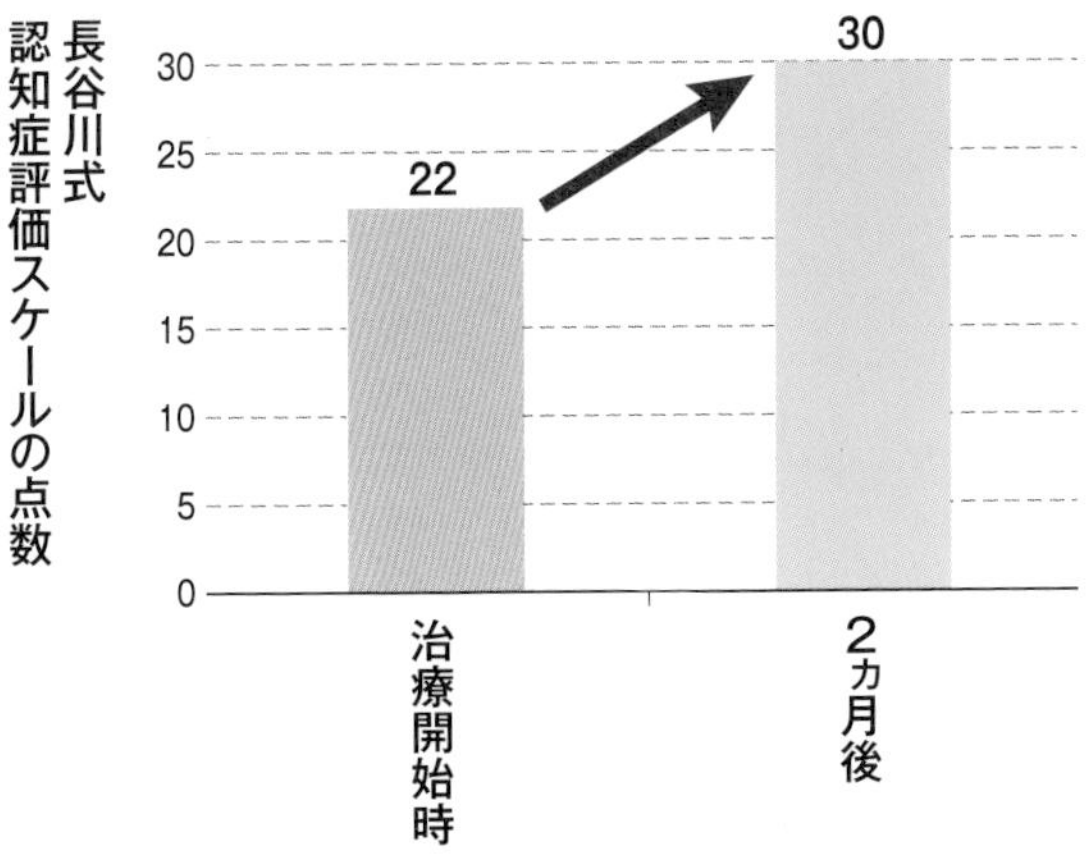


30点満点中22点（20点以下だと認知症）と、軽度認知障害と評価すべき状態でした。

そこで、私は経過観察および別の認知症の検査も併用した臨床的診断で、抗認知症薬を処方するとともに、**血流再生リハビリ**として、できるだけ毎日**ニコニコ歩き**をしたり、**かかと上げ**をしたりすることをすすめました。

抗認知症薬を処方しても、認知機能の低下に歯止めがかけられないケースは少なくありません。そのため、血流再生リハビリで血流をよくして心身の状態をよくすることが、薬の治療効果を最大限に発揮するためにも重要なのです。

また、周囲の人にサポートをしてもらいながら、できるだけ仕事も継続するように伝えました。

その結果、2ヵ月後の受診時には受け答えもはっきりして、**長谷川式認知症評価スケールの点数が30点満点に回復した**のです。芦野さんは初診から2年経っていますが、認知機能の進行は見られず、現在も仕事を元気にこなしています。

効果 5

# 血流を増やせば肌老化の原因となる悪玉物質が減り、シミやシワを予防・改善

**顔のシミやシワ、タルミといった見た目の老化は、動脈硬化の進行と密接に関係**しています。特に近年、注目されているのが、シミと動脈硬化の関係です。

動脈硬化が進んだ人ほど、内臓脂肪がたまっている傾向があります。これは、内臓脂肪から血圧や血糖値を上げて動脈硬化を進めるさまざまな悪玉物質が分泌《ぶんぴつ》されるためです。そうした悪玉物質の一種に**「エンドセリン-1」**というホルモンがあり、この物質が増えるとメラノサイトの合成が活発になり、シミ・ソバカスを増やす原因になります。また、血液中の糖と肌細胞のコラーゲンが結びついて**AGE《エージーイー》（終末糖化産物）という悪玉物質**が生成されると、**肌の弾力性が失われシワの原因**になります。

そこで、血流再生リハビリで血液中の糖や脂肪の蓄積を防げれば、肌老化を招く悪玉物質の生成が抑えられ、肌細胞に酸素が行きわたるようになります。その結果、肌の調子がよくなってシミ・シワ・タルミが薄くなり、見た目年齢が若くなったり、化粧のノリがよくなったりするのです。

血流再生リハビリ
カルテ 6

# 血流再生リハビリと栄養指導でほおやおでこのシミ・斑点が薄くなり、肌年齢も7歳若返った

西島《にしじま》由《ゆ》美《み》子《こ》さん（仮名）
75歳・会社員

西島由美子さんは、顔の両側のほおからおでこにかけて薄茶色の斑《はん》点やシミがあるのを気にしていました。私が行う抗加齢ドックを受診し、オプションの皮膚ドックで専用の機械*を用いて肌年齢を測定した結果、シミの面積で評価した肌年齢は85歳でした。

私は、血流再生リハビリとして片足立ちエクサを指導しつつ、**抗酸化作用の強いビタミンC・Eの摂取**をすすめました。また、皮膚科医からは、**寝る前のスキンケアは保湿クリームを塗る程度にとどめる**ことや夜ふかししないことなども指導されました。その結果、1年後には斑点がかなり薄くなり、シミも目立たなくなって肌年齢も78歳に若返ったのです。

**1年後にシミが改善**

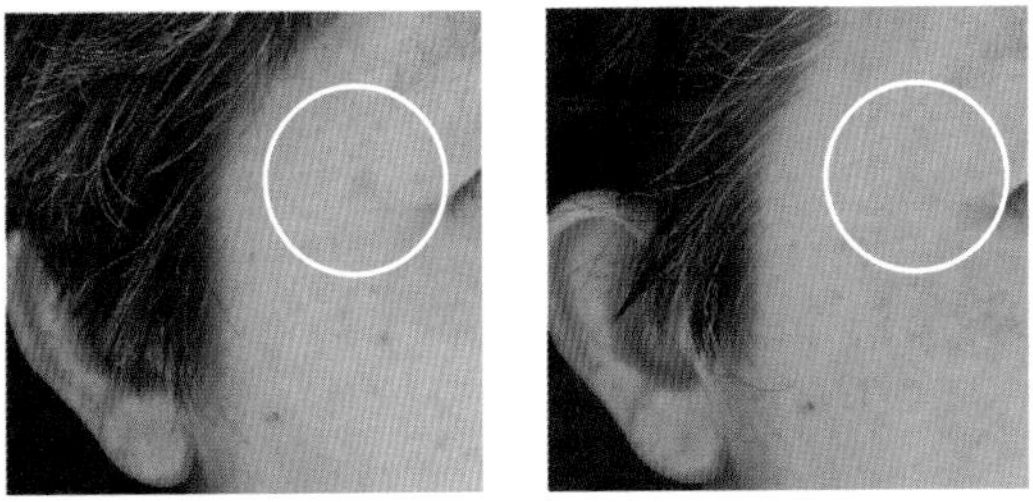

before　　after

＊「ロボスキンアナライザー」と呼ばれる肌画像解析システムを使って、顔全体の肌の水分量、油分量、きめ、シミの面積、毛穴の数、シワの数などを測定して肌年齢を算定する機械。

効果 6

# 腸の毛細血管の血流がぐんと増え、蠕動運動が活発になりつらい便秘もよくなる

高齢になると便秘が起こりやすくなります。これは、**腸の毛細血管が劣化して、蠕《ぜん》動《どう》運動（内容物を先送りする運動）が弱まる**ことが原因です。血流再生リハビリで腸の血流を促せば、蠕動運動が回復して便通がよくなります。

血流再生リハビリ
カルテ 7

## 血流再生リハビリでコロコロ便がバナナ便になり、ガス腹も改善

鈴《すず》木《き》昌《まさ》枝《え》さん（仮名）
64歳・会社員

おなかに**ガス**がたまったり、**おなら**が出てしまうことに悩んだ鈴木昌枝さんは抗加齢ドックを受診しました。話を聞くと、**便通が悪く**、コロコロしたウサギ便が少し出る程度とのこと。そこで、食事で食物繊維を積極的にとるとともに、血流再生リハビリとして**就寝前に8秒ジャンプ**を行ってもらいました。その結果、1ヵ月もすると、ガスたまりが改善し、便通もよくなってバナナ状の便が出るようになったそうです。

# 第6章

# 国立大医学部の抗加齢ドックが直伝！血管内皮細胞が若返り血管寿命がどんどん延びる食べ方の極意

# 血管寿命を延ばす基本は**長寿遺伝子が活性化**し、全身の細胞が長持ちすると実証の**「腹八分食」**

私が勤務する愛媛大学病院の抗加齢ドックでは、血管の劣化を防いで血管寿命を延ばすための食生活のコツも指導しています。そこで、私がまずおすすめしているのが、**満腹になるまで食べず、食事量をやや控える「腹八分食」**です。

昔から「腹八分目は医者いらず」という言葉がありますが、近年、この言葉が科学的に裏づけられるようになってきました。

私たちの体は何十兆もの細胞から構成され、その一つひとつの細胞の中に膨大な数の遺伝子が入っています。それらの中で私たちの寿命に大きく関係しているのが、**「サーチュイン遺伝子」**です。この遺伝子は米国マサチューセッツ工科大学のレオナルド・ガレンテ教授が酵母菌の中から発見したもので、別名**「長寿遺伝子」**とも呼ばれています。

長寿遺伝子には、老化の原因となる活性酸素（攻撃性の強い酸素）を取り除いたり、免疫細胞を正常化させたりする働きがあるといわれています。また、血管内皮細胞の

## 食事は控えめに「腹八分食」を心がける

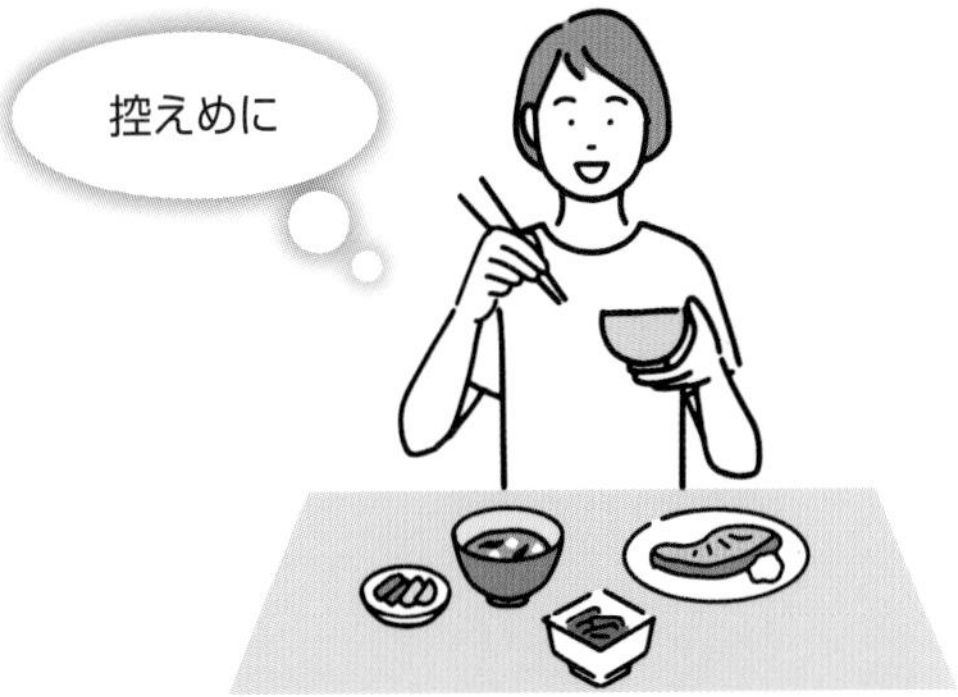


一酸化窒素《ちつそ》（NO《エヌオー》）を合成する酵素（体内の化学反応を促す物質）の働きをオンにして、**血流アップに貢献**することが確認されています。

長寿遺伝子は、ふだんは眠っていて働かないのですが、さまざまな研究が行われた結果、**目覚めさせるにはカロリー制限が有効**であることがわかったのです。30％のカロリー制限をしたアカゲザルのグループと通常のエサを与えたグループを比較した研究では、カロリー制限グループのほうの寿命が長く、毛並みにツヤがあり、姿勢も若々しかったという結果が出ています。サルの証明結果は、人間にも当てはまると推測されます。

腹八分食は、1日の活動の始まりである**朝はしっかり食べ、昼または夜の食事は炭水化物の摂取を少なめにして食事量を減らし**、腹八分にするといいでしょう。

また、ひと口食べたら、箸《はし》をテーブルに置き、ゆっくりとよくかんで食べることもおすすめです。**ゆっくりとよくかんで食べると、少量の食事で満腹感が得られ**、食事量を減らすことができます。さらに、食事を小皿に盛ると、食べる量を自然と減らすことができます。

# 朝食こそ食物繊維をとるのが重要で、血管内皮細胞を傷める「血糖値の上昇」を1日じゅう低く抑える

血管の劣化を進める大きな原因が、食後の血糖値の急上昇（グルコーススパイク）です。血糖値が急上昇すると血管内皮細胞が傷つき、血管を柔らかくする物質である一酸化窒素《ちっそ》（NO《エヌオー》）を作れなくなります。一酸化窒素はアルギニンと酸素を原材料として合成されますが、この合成ができなくなると、血管の劣化が進んでしまいます。そこで有効なのが、**食物繊維をとる**ことです。**食物繊維が炭水化物に含まれる糖質を包み込んでくれる**ので、腸での糖質の吸収が穏やかになり、**血糖値の上昇が低く抑えられます**。

前の記事で「朝食はしっかり食べる」ことをおすすめしましたが、パンとコーヒーだけといった朝食は、炭水化物（糖）中心なので食後血糖値が急上昇してしまい、血管の劣化を進めてしまいます。そこで、朝食時に食物繊維が豊富な野菜やキノコを使ったサラダをしっかりとるようにしましょう。**1日の最初の食事（ファーストミール）である朝食で、食物繊維を十分にとっておくと、次の食事（セカンドミール）、つ**

## 食物繊維の多い朝食は昼食の血糖値を抑制する

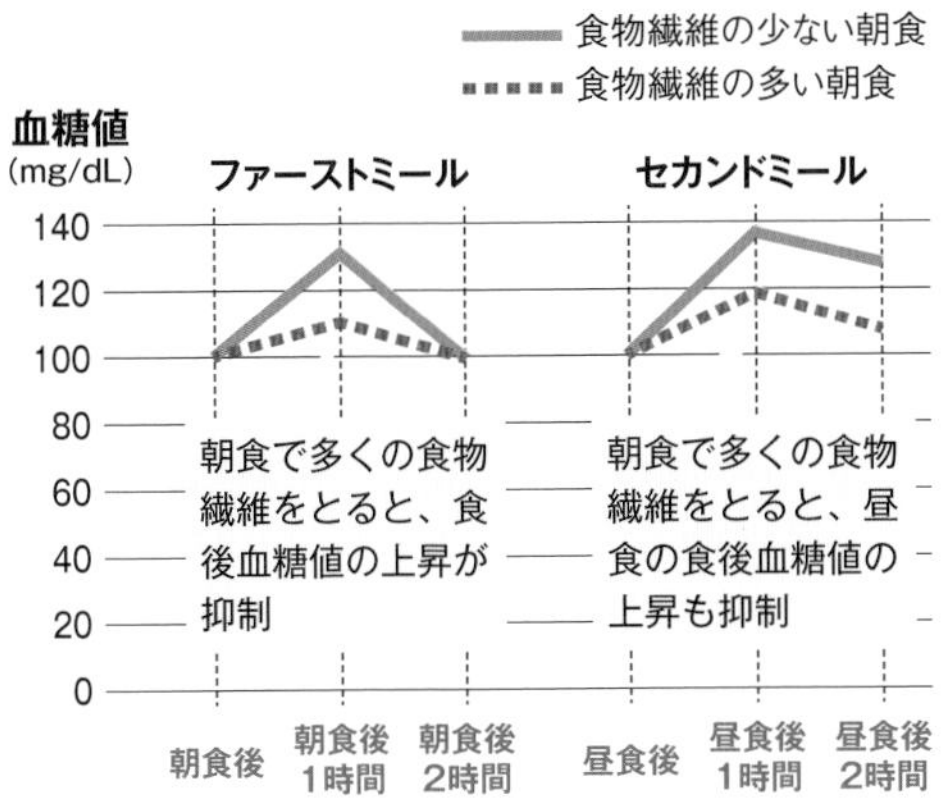


**まり昼食での血糖値の上昇も低く抑えられる**ことが新たにわかったのです。こうした働きを**「セカンドミール効果」**といいます。

食後高血糖を防ぐには、**食べる順番も重要**です。**最初に食物繊維**が豊富なサラダ、**次にたんぱく質**を多く含む肉や魚などの主菜、**最後にご飯やパンなどの炭水化物**、といった順番で食べるといいでしょう。この順番で食べると、最初に食べた食物繊維が糖質の吸収をゆるやかにして、次に食べたたんぱく質によりインクレチンというホルモンが分泌《ぶんぴつ》されます。インクレチンには血糖値の調節を担うインスリンの分泌を増やす作用があるため、食後高血糖を防ぐ効果が最大になるのです。

ちなみに、私のおすすめの朝食は、野菜たくさんのみそ汁、ほうれん草などのお浸し、焼き魚、お茶碗に軽く盛ったご飯といった、旅館などで出てくる**和食の朝ご飯**です。特に、朝食時に温かいみそ汁をとると、胃腸の働きが活発になり、元気に活動できます。私はさらにたんぱく質をしっかりとるために納豆と卵焼きを好んで食べています。

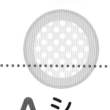

# シミ・シワなど見た目老化を防ぐなら食事の悪玉物質AGE減らしが重要で、この調理法が有効

シミやシワ、クスミなどの肌に現れる見た目老化は、肌の表面にある毛細血管の劣化が大きく影響しています。

近年、その原因として注目されているのが、AGE《エージーイー》と呼ばれる悪玉物質です。**AGEは「終末糖化産物」という意味**で、体内に入った糖がコラーゲンなどのたんぱく質と結合し、そこに体温の熱が加わり「コゲる」ことで生まれます。このように**AGEが発生する現象を「糖化」**といいます。コラーゲンは血管や皮膚、筋肉、骨などいたるところに存在していて、血管や皮膚の弾力性のもとになっています。ところが、AGEが増えると、糖化した異常なコラーゲンが増えて元気なコラーゲンが減少してしまい皮膚や血管の弾力性が失われ、シミやシワなどの見た目老化だけでなく、血管や骨の劣化も著しく進んでしまうのです。

AGEは体内で発生するだけでなく、食品からも取り込まれます。体内のAGEを減らすには、まず、**AGE量が多い食品はさける**ことが重要です。食品内のAGE量

## 食品・調理法によるAGE含有量

| 食品名（調理法） | AGE値（ku／100g） | 通常量（g） |
|---|---|---|
| 牛肉（ステーキ／フライパン） | 10,058 | 90 |
| 牛肉　（直火焼き） | 7,497 | 90 |
| フランクフルト（直火焼き） | 11,270 | 90 |
| フランクフルト（ゆでる） | 7,484 | 90 |
| 鶏肉（水炊き） | 957 | 90 |
| 鶏肉（焼く／フライパン） | 4,938 | 90 |
| 鶏肉（唐揚げ） | 9,732 | 90 |
| 鶏肉（蒸し焼き） | 765 | 90 |
| 鮭（生） | 528 | 90 |
| 鮭（焼く／フライパン） | 3,087 | 90 |
| 卵（目玉焼き） | 2,749 | 45 |
| 卵（オムレツ／低温12分） | 223 | 30 |

出典：AGE測定推進協議会ホームページより

は、調理法によっても変化します。加熱温度が高いほど増える性質があり、**生、蒸す、茹《ゆ》でる・煮る、炒《いた》める・焼く、揚げると、下に行くほどAGE量は多くなります**。肉や魚、ホットケーキなどを加熱調理すると茶褐色のコゲが生じますが、それがおおむねAGEと考えていいと思います。そこで、魚であれば刺身や蒸し魚、肉ならしゃぶしゃぶや水炊きで調理すると、AGEの量を減らせます。

このほか、**酢やレモンをいっしょにとると、AGEの合成量を減らすことができます**。酸性の状態では、糖とたんぱく質の結合が起こりにくくなるためです。

さらに、甘いジュースや炭酸飲料に含まれる「果糖液糖」「果糖ブドウ糖液糖」などの**合成甘味料は、体内で特にAGEを増やす**食品なので、とりすぎないようにしましょう。

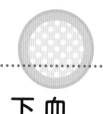

# 血管内皮細胞の働きを改善し**心臓病**のリスクも下げるとわかった**血管が若返る魚油「EPA」**

「青い背の魚は体にいい」とよくいわれます。そのことが知られるきっかけになったのは、魚やアザラシを主食とするグリーンランドに住む民族（イヌイット）を対象にした疫学調査でした。彼らは魚やアザラシといった水産食品の摂取量が多く、野菜をほとんど食べない食生活をしているにもかかわらず、本土の住民よりも心臓病による死亡率が極めて低かったのです。

この理由を探るため、さまざまな調査が行われた結果、魚やアザラシに含まれる**EPA（エイコサペンタエン酸）**に理由があることがわかりました。EPAはオメガ3系不飽和脂肪酸の一種で、**血液サラサラ作用や高い血圧を下げる作用、血液中の中性脂肪やコレステロール濃度の低下作用、血管の弾力性維持、赤血球の機能改善**など、血管の劣化を防ぎ寿命を延ばす多様な働きがあることが確認されたのです。

2013年には、日本医科大学循環器内科の研究で、EPAを24週間投与すると、急性心筋梗塞《こうそく》の患者さんの血管内皮細胞の働きを有意に改善し、心筋梗塞などの心疾《しっ》

## 青背の魚に含まれるEPAやDHA

**EPA（エイコサペンタエン酸）を多く含む食品**（100g当たり）

（単位：g）

| | |
|---|---|
| しろさけ（すじこ） | 2.1 |
| アユ養殖（内臓・焼き） | 1.8 |
| 大西洋さば（生） | 1.8 |
| いわし缶詰（かば焼き） | 1.8 |
| アユ養殖（内臓・生） | 1.6 |
| しろさけ（イクラ） | 1.6 |
| 大西洋さば（水煮） | 1.6 |
| 大西洋さば（焼き） | 1.5 |
| みなみまぐろ（脂身・生） | 1.6 |
| さんま（皮付き・生） | 1.5 |
| さば加工品（開き干し） | 1.5 |
| にしん（開き干し） | 1.4 |
| まいわし（生干し） | 1.4 |

**DHA（ドコサヘキサエン酸）を多く含む食品**（100g当たり）

（単位：g）

| | |
|---|---|
| みなみまぐろ（赤身・生） | 4.0 |
| くろまぐろ（天然・脂身・生） | 3.2 |
| やつめうなぎ（干しやつめ） | 2.8 |
| さば加工品（開き干し） | 2.7 |
| 大西洋さば（生） | 2.6 |
| 大西洋さば（水煮） | 2.3 |
| さば加工品（しめさば） | 2.3 |
| さんま（皮付き・生） | 2.2 |
| 大西洋さば（焼き） | 2.1 |
| さば加工品（塩さば） | 2.0 |
| しろさけ（いくら） | 2.0 |
| さんま（皮つき・焼き） | 2.0 |
| ぶり（焼き） | 1.9 |

出典：日本食品標準成分表2023年版（八訂）より作成

患《かん》が有意に減少したことが報告されています。

**EPAは、サバやマグロ、サンマといった青背の魚に豊富**です。これらの魚には、オメガ3系不飽和脂肪酸の**DHA（ドコサヘキサエン酸）**も多く含まれており、これにも血液中の中性脂肪を下げる作用があります。

EPAやDHAは1日当たり**1《グラム》（1000《ミリグラム》）以上を摂取**することが推奨されています。この量は、マグロ（トロ）で3~5切れ、ブリで7~8切れ相当といわれています。毎日、魚をとるのが難しい人やアレルギーで青魚が摂取できない人は、DHA・EPAの特定保健用食品（トクホ）やサプリメントも市販されているので、利用するのもいいでしょう。

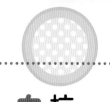

# 抗加齢ドックで男女問わずすすめる食材は血管の弾力性が増すとわかった「ニンニク」

紀元前4500年ごろのエジプトでは、ピラミッドの建造現場で働いていた人たちがニンニクを疲労回復に役立てていたといいます。中国ではニンニクは「大蒜《たいさん》」と呼ばれていて、昔から生薬として使われています。

ニンニクをはじめ、タマネギ、ニラ、ラッキョウなどのネギ属の野菜には、血管を若返らせる抗酸化作用があり、中でも**ニンニクの抗酸化力はとても強い**ことが知られています。

ニンニクの健康効果を調べた研究は数多くありますが、中でも有名な研究が1997年に循環器分野の権威である医学雑誌『サーキュレーション』に掲載された論文です。この研究では、ガーリックパウダー（ニンニクの粉末）を毎日300㎎《ミリグラム》摂取する群と摂取しない群を、それぞれ約200人に分けて、その後、2年間追跡調査をしました。その結果、ガーリックパウダー摂取群は、非摂取群に比べ、明らかに血管が弾力に富んでいて、血管年齢が若くなっていることがわかったのです。

## ニンニクを食べると血管年齢が若くなる

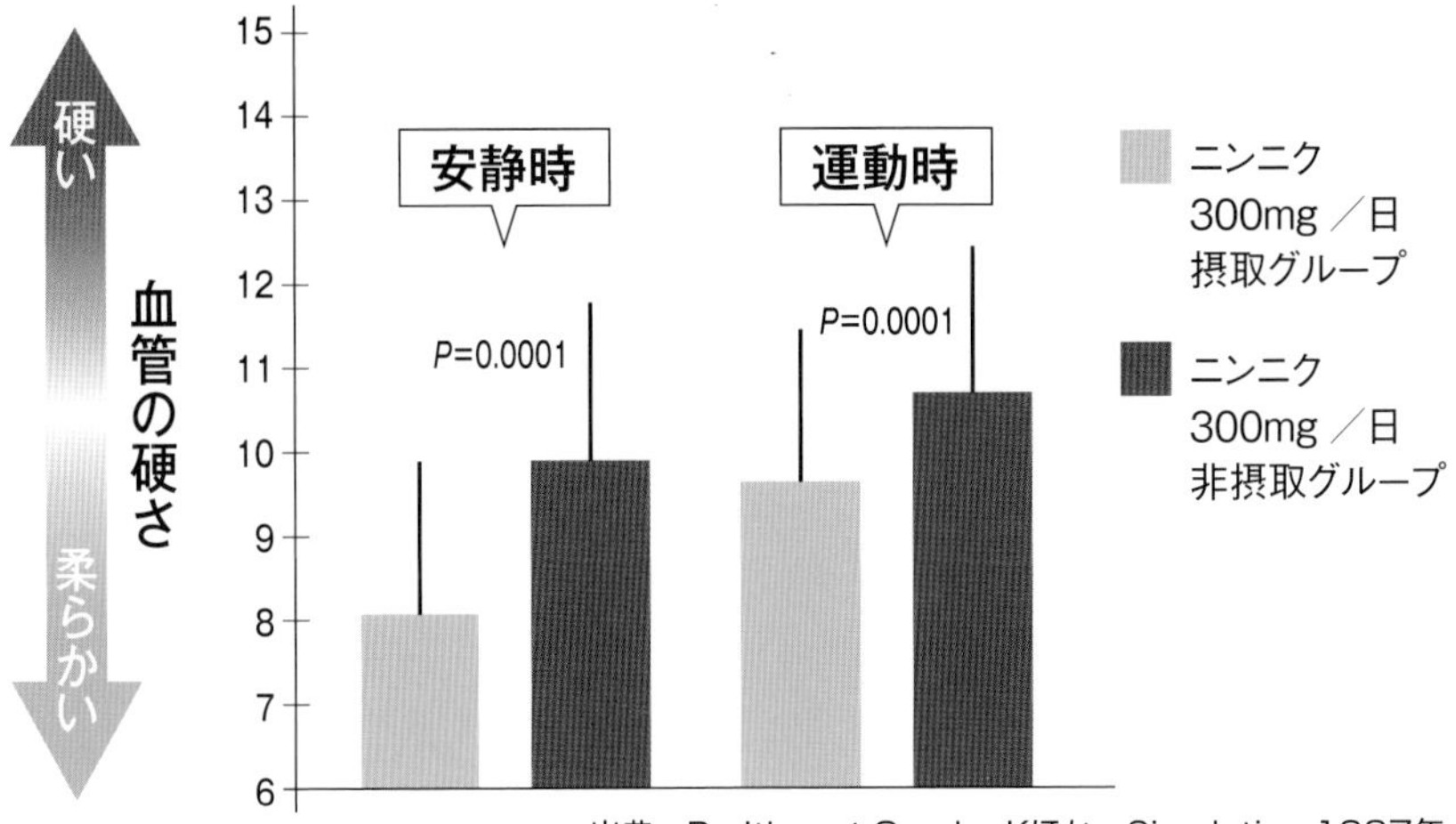


出典：Breithaupt-Grogler Kほか　Circulation 1997年

その理由として、**ニンニク特有のにおい成分である「アリシン」**が血管内の内皮細胞に働きかけて、血管をしなやかにする一酸化窒素《ちっそ》（N《エヌ》O《オー》）の分泌《ぶんぴつ》を促すためと考えられています。

アメリカ国立がん研究所は、がん予防効果の高い食品を頂点としたピラミッド型の表にまとめています。**「デザイナーフーズ」と呼ばれるこのピラミッドの頂点に君臨しているのがニンニクです。**

こうしたことを踏まえ、私は抗加齢ドックで男女を問わず、ニンニクをすすめています。すりおろした生ニンニクは水溶性で吸収が早いので、カツオのたたきに添えたり、餃子などと一緒にとったりするといいでしょう。においが苦手な場合は、丸ごと煮たり焼いたりすればにおいはなくなりますし、甘さも出てきます。

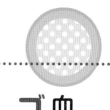

# 血管内皮の連結を強めて血液成分のもれを防ぎゴースト血管も減らすとわかった「シナモン」の活用法

毛細血管は、血管内皮細胞とそれを連結する壁細胞だけの1層構造で、血管内皮細胞どうしにわずかなすきまがあり、そこから血液がもれ出ることによって栄養や酸素を周囲の細胞に届けています。しかし、壁細胞と血管内皮細胞の密着が弱くなると、すきまが大きくなって血液が必要以上にもれ出し、血流が途絶えて毛細血管のゴースト化（消滅）を招きます。

これを防ぐには、血管内皮細胞に発現している**「Ｔｉｅ２《タイツー》」と呼ばれる受容体を活性化させることが有効です。Ｔｉｅ２を活性化させると、アンジオポエチン１という物質の働きが高まり、血管内皮細胞と壁細胞の密着力が高まり血管が安定**することがわかってきたのです。

その方法を探るため、さまざまな研究が行われた結果、シナモンに含まれる**「β《ベータ》シリンガレシノール」という成分にＴｉｅ２を活性化**させる働きのあることが判明しました。シナモンは香辛料（スパイス）として使われることが多いですが、中国では桂

## シナモンを活用しよう

皮という名でさまざまな漢方に処方される生薬です。

シナモンは、スティック状やパウダー状のものが市販されています。スティック状はミルクティーに入れたり、パウダーはトーストやプレーンヨーグルト、ココアなどに振りかけたりすると、香りを楽しみながら生活の中で無理なくとることができます。ただし、とりすぎは肝臓を傷める原因にもなりかねないので一日量は小さじ一杯程度にしましょう。

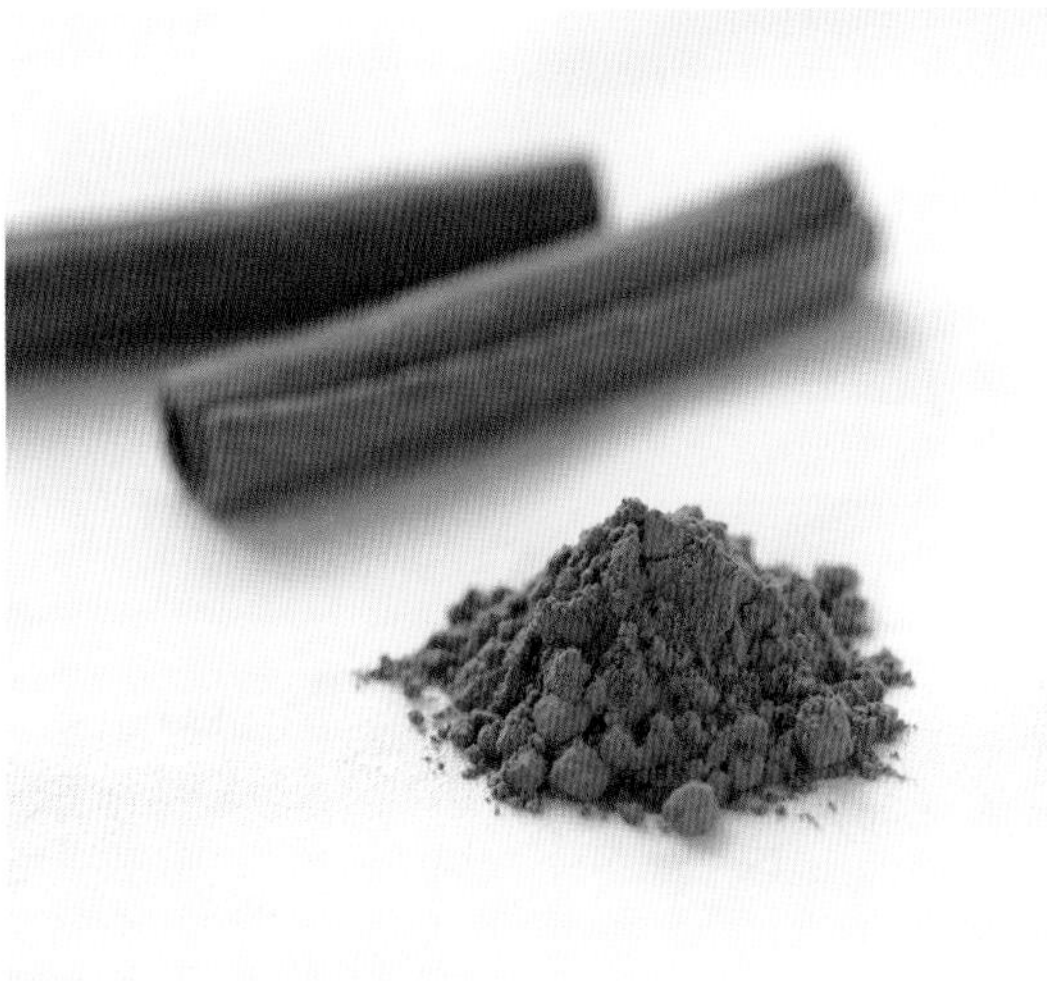

シナモン（スティック、粉末）

そのほか、スパイスの仲間で、**ヒハツというコショウ科の植物にも、Ｔｉｅ２を活性化**させる作用があるといわれています。ヒハツは、沖縄そばによくついてくるコショウのようなスパイスです。また、健康茶として人気の**ルイボスティーに含まれるフラボノイド配糖体**にも、同様の作用があることが確認されています。こうした食品を日常生活に上手に取り入れると、ゴースト血管を減らして血管寿命を延ばすことにつながります。

# 身近な食品「カレー」もスパイス由来の抗酸化成分が豊富で、血管内皮細胞の若返りに役立つ

最近、**血管内皮細胞の働きを改善するのに、カレーが有効**であるという研究が発表されました。これは、14名の健康な男性にレトルトカレーとスパイスを含まない食品をそれぞれ食べてもらい、食べる前後で一酸化窒素《ちつそ》（NO《エヌオー》）を産生する血管内皮細胞の働きを比較したものです。その結果、カレーを食べた群は血管内皮機能が明らかに上昇していた一方で、食べなかった群は有意に低下していました。

カレーに用いられるスパイスのウコンには、黄色のもととなる色素成分のクルクミンが多く含まれており、**強い抗酸化作用**があることが知られています。この抗酸化作用で血管の老化が抑えられ、血管内皮細胞の活性化につながったのだと推測されています。

## カレーを食べたら血管内皮機能が改善

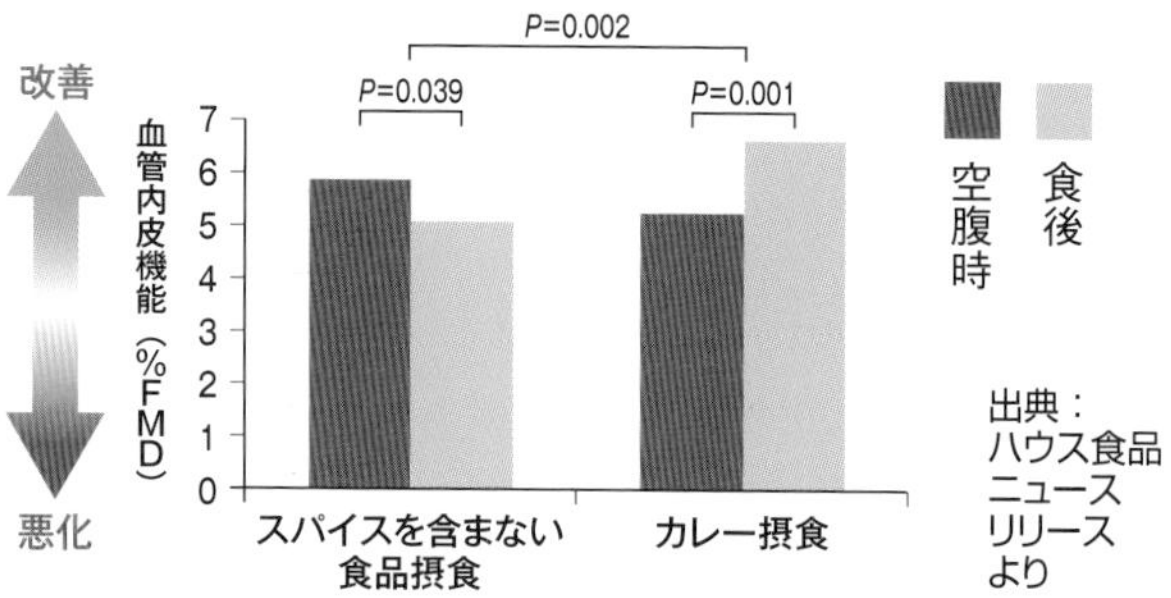

出典：ハウス食品ニュースリリースより

# 第7章

# つまらせない！破れない！突然死さえ招く血管病 脳卒中・心筋梗塞・大動脈解離の発症予防と緊急対処法マニュアル

# 突然死も招く血管病の上位は、1位「心臓病」2位「脳卒中」3位「大動脈解離」

血管は全身に張り巡らされているため、血管がつまったり破れたりする**血管事故は、血管のどこでも起こりえます。中でも多く見られるのが、心臓と脳です。**

心臓は、広がったり縮んだりしながら1日約10万回も拍動し、血液を絶えまなく送り出し、生命活動を維持する重要な臓器です。一方の脳は、人間の体全体をコントロールするため多くのエネルギーを必要とする器官で、エネルギー全体の約20％を消費しているといわれています。こうした重要な心臓や脳の血管がつまったり破れたりすると、その働きが損なわれて生命維持が困難になり、**最悪の場合は突然死**（なんらかの病気によって、発症から24時間以内に死亡すること）に至ります。

九州大学が福岡県久山町の住民を対象に、60年以上にわたり脳卒中や心臓病などの血管病について調査を行っている久山町研究があります。これによると、**突然死の1位は心筋梗塞《こうそく》や急性心不全といった心臓病**で、全体の約半分を占めています。**2位は**

## 突然死の原因の多くは血管の病気

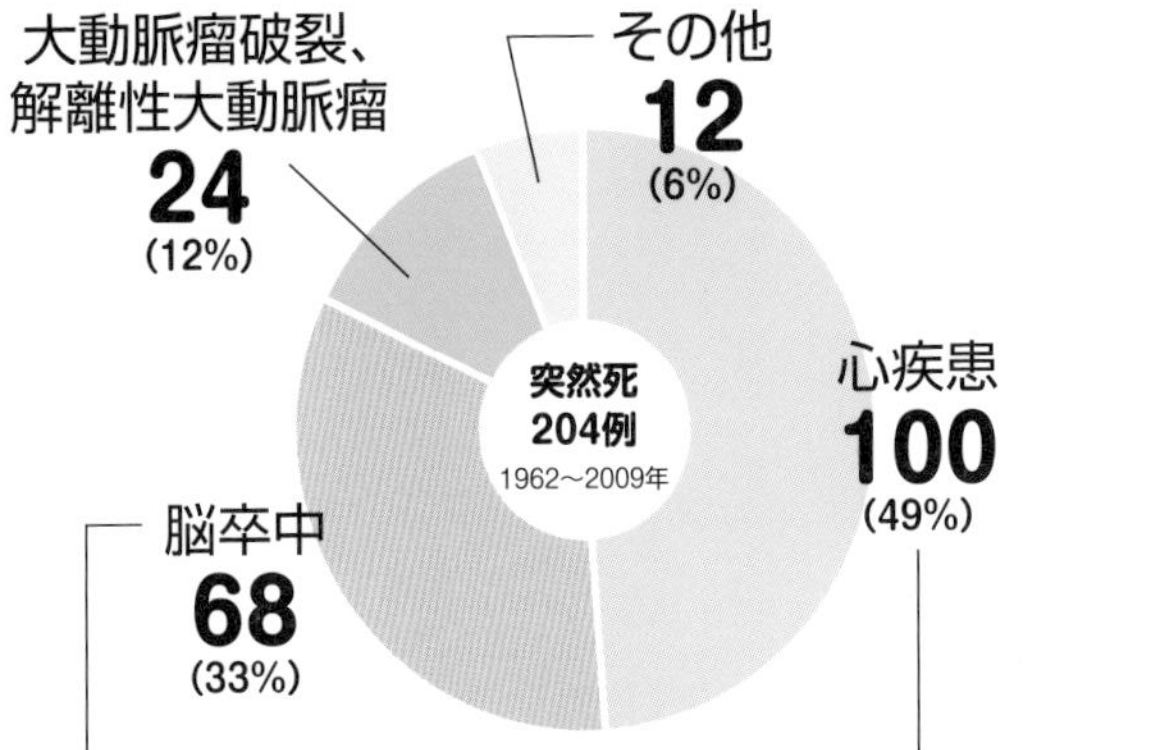


- 脳出血　44（21%）
- くも膜下出血　20（10%）
- 脳梗塞　4（2%）

- 虚血性心疾患　59 (29%)
- 原因不明の急性心不全　23 (11%)
- 高血圧性心臓病　10（5%）
- 心臓弁膜症　4（2%）
- その他　4（2%）

出典：久山町研究からみた突然死の実態　坂田智子①②　二宮利治①②

**脳出血やくも膜下出血などの脳卒中**で33%、**3位は大動脈瘤《りゅう》破裂・解離《かいり》性大動脈瘤**で24%となっています。

久山町研究では、死因ごとに血管事故が起きてから死亡するまでの時間についても調べています。**24時間以内に亡くなる人の約半数が1位の心臓病で、2位が脳卒中、3位が大動脈瘤破裂・解離性大動脈瘤と続きます。**1時間以内の死亡でも、同じく心臓病が最も多く約7割に上り、2位は大動脈瘤破裂・解離性大動脈瘤、3位は脳卒中となっています。

こうした血管事故は、血管老化が著しく進んで老化ドミノの最終段階が倒れた状態といえます。

突然死をさけるには、これらの血管事故を発症させないことと、発症した場合の**緊急対処法を知っておく**ことが大切です。

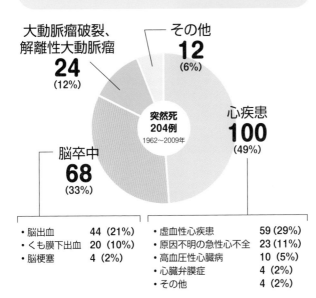

# 心筋梗塞は胸の締めつけ・圧迫感が前兆で、症状が治まっても数日以内に致命的な発作が起こるおそれ大

**心臓病の中でも、最も代表的なのは心筋梗塞《こうそく》**です。

心筋梗塞は、心臓を取り巻く心筋（心臓の筋肉）に血液を供給している冠動脈がつまる病気です。冠動脈には3本の大きな枝があり、そこから中小無数の血管が枝分かれしています。そのどこかで**動脈硬化が進行**すると血管壁の内側にコレステロールなどがたまってふくらみ、**血液の通り道が狭くなります**。ふくらみを覆う被膜は弱く、なんらかの拍子で傷つくと、そこを修復するために血小板が集まって血栓《けっせん》（血の塊）が作られます。そうして作られた**血栓が血管をつまらせる**と、血液の供給を受けていた**心筋は酸素不足に陥り壊死《えし》**してしまいます。これが、心筋梗塞です。

心筋梗塞の典型的な症状は、**突然の激しい胸の痛み**です。「胸の中をえぐられるような」「焼けつくような」「握りつぶされるような」など、痛みの表現はさまざまです。高齢者や糖尿病の患者さんなど「痛みの閾値《いきち》が低い」（＝痛みを感じにくい）人の中には**顔面蒼白《そうはく》**で**冷や汗**を流したり、**吐きけ**をもよおしたりする人もいます。こうし

## 心筋梗塞の主な症状

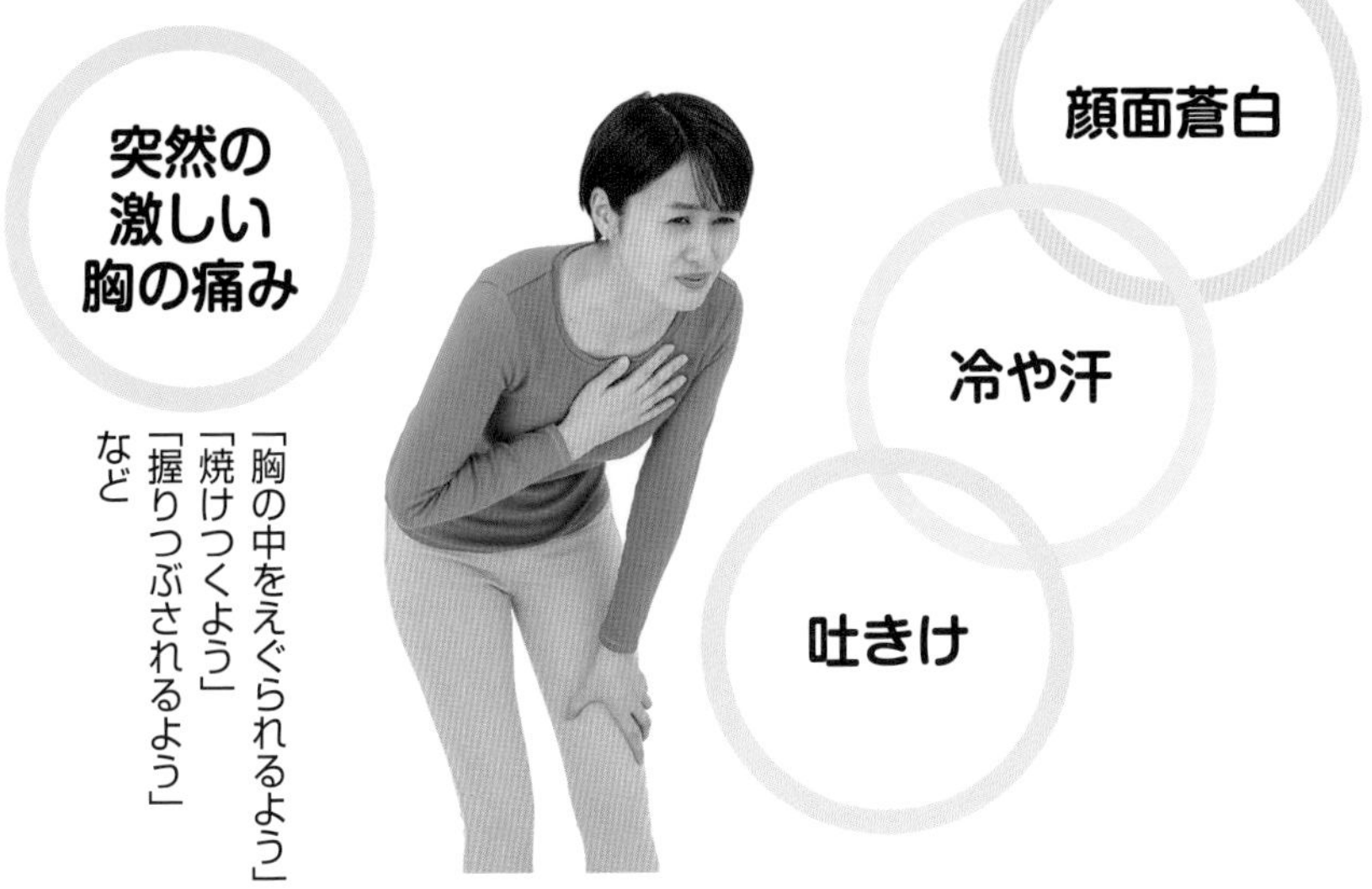
突然の激しい胸の痛み
「胸の中をえぐられるよう」
「焼けつくよう」
「握りつぶされるよう」
など
顔面蒼白
冷や汗
吐きけ

上記のような症状が通常30分以上続く

た発作が、通常、**30分以上続きます**。

心筋梗塞を起こした人の中には、その**数日前、体を動かしているときに「胸が締めつけられた」「圧迫されるような痛みを感じた」**と訴えるケースがあります。これは、**体を動かしたことによって一時的に酸素が不足するための狭心症**による症状です。**数分〜10分以内で治まり**、30分を越すことはほとんどないため、一時的な痛みと思い放置しがちです。特に高齢者は、胸の痛みや圧迫感を体力が落ちたせいと勘違いするケースがしばしば見受けられます。

こうした症状は、心筋梗塞の前兆の可能性があるので、心臓やその周辺にいつもと違う違和感が現れたら、速やかに医療機関を受診してください。

## 心筋梗塞が起こると4割が死に至るが、発症1時間以内に治療を受ければ死亡率は1割以下に減少

心筋梗塞《こうそく》が起こると、心筋（心臓の筋肉）に血液が送られなくなり、酸素や栄養素が欠乏して**心筋が壊死《えし》**していきます。一般的に心筋の壊死は血流が止まってから20分後くらいから始まります。**血流が止まっている時間が長くなるほど心筋が壊死する範囲はどんどん広がっていき**、やがて意識消失や心停止となり、**最悪の場合、死に至ります**。

心筋は壊死すると二度と元に戻りません。そのため、血流をより早く復旧させ、心筋の壊死の範囲を最小限に抑えることが重要です。**心停止の約86％は、発作から1時間以内に起こります**。心筋梗塞を発症した場合の死亡率は、約4割といわれますが、発症後に病院で**治療を受ければ死亡率は1割**にまで低下します。

したがって、心筋梗塞が疑われる症状があったときは、一刻も早く病院を受診することが重要です。胸の痛みが軽く病状が軽度に見えても、ためらわずに**救急車を呼ぶ**ようにしてください。

本人に意識がない場合、周囲の人は救急車が到着するまでの間、**心臓マッサージ**をします。胸のまん中に手のつけ根を置き、もう一方の手を重ねて体重をかけて強く圧迫します。近くに**ＡＥＤ（自動体外式除細動器）があれば、すぐに使用**してください。

病院で検査をして診断が確定したら、**ｔ－ＰＡと呼ばれる薬で冠動脈の血栓《けっせん》を溶かして血流を再開させる「血栓溶解療法」**や、**カテーテルを用いて血流を再開させる「再灌流《かんりゅう》治療」**が行われます。これは、上腕、手首や足のつけ根からカテーテルを挿入し、心臓の冠動脈まで到達させ、つまった血管をカテーテルの先端に装着したバルーン（風船）とステント（網状の筒）で押し広げる治療法です。

## 心筋梗塞の再灌流治療

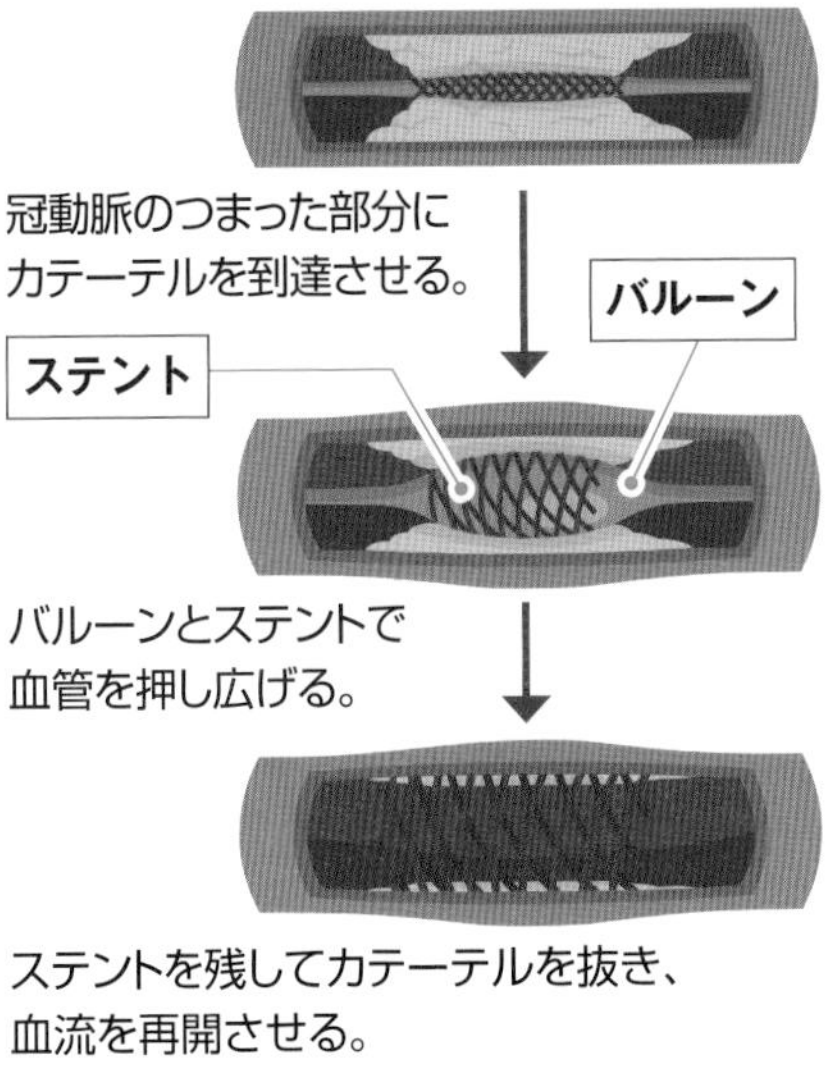
冠動脈のつまった部分に
カテーテルを到達させる。
バルーン
ステント
バルーンとステントで
血管を押し広げる。
ステントを残してカテーテルを抜き、
血流を再開させる。

ちなみに、以前は、血管内に残されたステントが異物と見なされ炎症反応が起こり、血栓ができて血管が再び狭くなることがありました。そこで最近は、ステントに免疫抑制剤などを染み込ませ、ジワジワと溶け出すことで血栓の生成を抑える新しいステントが使われるようになっています。

# 脳卒中は急な視野の欠けや片手のマヒが発症サインで、ベルトをゆるめ安静を保ち救急車を呼ぼう

突然死を招く血管事故のうち、**心臓病に次いで多いのが脳卒中**です。

脳卒中は**「脳梗塞《こうそく》」「脳出血」「くも膜下出血」**の三つがよく知られています。脳梗塞は、脳の血管がつまることで起こり、血液が届かなくなった部位の脳の神経細胞が死んでいく病気です。脳出血では、脳の血管が破れて出血し、血腫《けつしゅ》（出血でできた血の塊）ができて脳がダメージを受けます。くも膜下出血は、「くも膜」と呼ばれる脳の表面を覆う膜の下にある血管が切れて出血が起こります。

脳卒中の症状は、**脳梗塞と脳出血では体の半分にしびれやマヒが起こる、ろれつが回らない、立てない、視野が半分欠ける**などが見られます。**くも膜下出血は、激しい頭痛**が特徴です。

脳卒中の「卒中」とは、「卒然（＝突然）、中（あた）る」という意味で、ほとんどの場合、**突然に発症**します。ただし、脳梗塞は、**発症前に前述のしびれや視野の欠け、片手のマヒなどの症状が一時的に現れることがあります。**これは、脳の血管が一

# 発作が起こったときの対処法

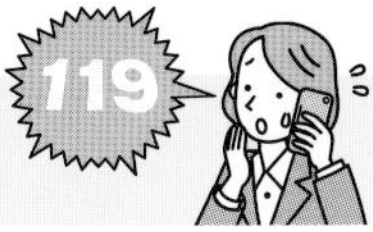


| 自分に起こった場合 | 家族や周囲の人に起こった場合 |
| --- | --- |
| ● 意識があっても動き回らない。 | ● 119番通報し、救急車を呼ぶ。 |
| ● 横向きに寝て安静にする（横になれない場合は、しゃがむだけでもいい）。 | ● 発作を起こした人に呼びかけるなどして、意識の有無を確認する。 |
| ● 声を出して助けを叫ぶか、携帯電話で家族に連絡を取る（連絡が取れない場合は、119番通報）。 | ● マットや毛布などに乗せて安静にできる場所に移動させて、横向きに寝かせる。 |
| | ● 上着のボタンを外すなどして体をらくにさせる。 |
| | ● 救急車の到着までに健康保険証、お薬手帳などを準備する。 |

時的につまるものの、しばらくすると血流が再開するために出る症状です。こうした症状を**一過性脳虚血発作（TIA）**と呼びます。

一過性脳虚血発作は、**24時間以内（多くは数分から数十分）に自然に治まる**ため、つい軽視してしまうケースが少なくありません。しかし、**放置すると3～4割がその後に脳梗塞を発症し、そのうち半数は2日以内に発症しています**。そのため、前述した脳梗塞の症状が見られたら、速やかに脳神経外科を受診して検査を受けるようにしてください。

脳卒中の発作を起こした場合は、周囲の人は落ち着いて対処することが大切です。**急いで救急車の手配をする**一方で、**上着のボタンを外したり**、嘔吐《おうと》したときに備えて吐物が気管につまらないように**体を横向けに寝かせ**たりします。

上に対処法をまとめたので、参考にしてください。

# 脳卒中は発症2～3時間以内なら薬で血栓を溶かして血流を再開でき、後遺症のリスクも減る

脳卒中の治療には、**「タイム・イズ・ブレイン」（時は脳なり）**という言葉があります。これは、**「脳卒中の治療は時間との勝負」**という意味です。

近年の脳卒中の治療は急速に発達し、特に脳梗塞《こうそく》の治療の進歩には目を見張るものがあります。中でも注目されているのが、**t－PA《ティーピーエー》と呼ばれる薬を点滴で投与して血《けっ》栓《せん》を溶かして血流を再開させる「血栓溶解療法」**です。

この治療は**発症から4時間半以内に受ける**ことが重要で、**治療開始が早ければ早いほど良好な効果が得られやすく**、マヒなどの後遺症のリスクも少なくなります。逆に、時間が経過すればするほど血管はもろく破れやすくなるため、t－PAの副作用である脳出血の危険も高まります。

なお、脳梗塞を発症した場合、**医療機関に到着して画像検査などの検査に1時間程度かかります**。それを考慮すると、血栓溶解療法を受けるには、**発症してから3時間半以内に病院に到着**している必要があります。

## 脳梗塞のカテーテル治療

カテーテル治療は、足のつけ根の動脈からカテーテルを挿入し、
脳血管まで進め、血栓をステントにからめるなどして取り除く治療法。

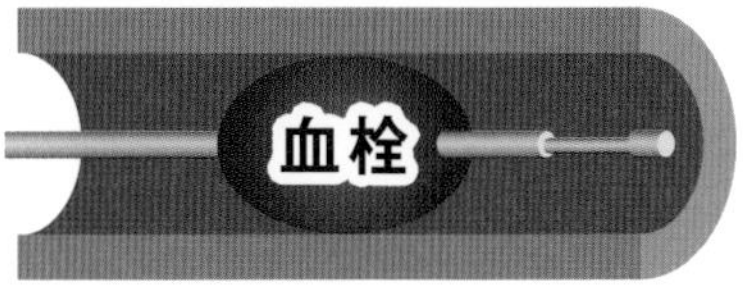


①カテーテルを脳血管まで送り込む

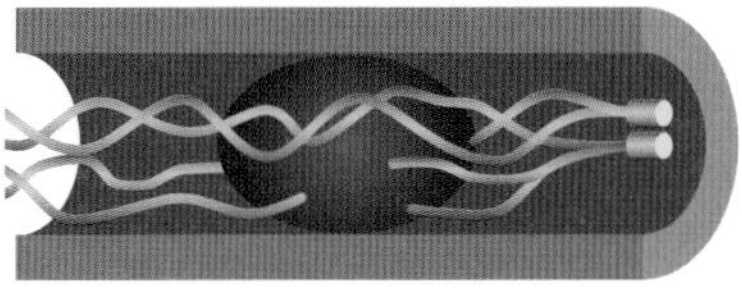

②ステントで血栓をからめ取って回収する

また、これまでに脳出血や脳梗塞を起こしたことのある人や、脳梗塞の範囲が広い場合には、血栓溶解療法は適応外になります。こうした人や、**脳梗塞の発症から4時間半を過ぎた人などに対しては、「カテーテル治療」**が行われます。

カテーテル治療は、足のつけ根の動脈からカテーテルを挿入して、脳の血管まで進め、先端につけた器具を使って血栓を直接取り除く方法です。カテーテル治療は、以前は発症後8時間以内に行うという時間制限がありましたが、2019年に脳卒中治療のガイドラインが改訂され、MRI画像や症状などから総合的に判断して治る可能性があれば**最長24時間以内まで行える**ようになりました。

こうした進歩により、かつては救えなかった患者さんも回復する可能性が高くなっています。ただし、カテーテル治療は、専門的な技術や設備が必要なため、この治療法が行える医療機関は限られているという問題があります。

# 心臓につながる大動脈が裂け激痛が起こり死に至る「大動脈解離」が急増中で、冬の朝は特に注意

近年、突然死のリスクが高い病気として危険視されているのが**「大動脈解離《かいり》」**です。大動脈とは、心臓から上に出て、弓のように曲がっておなかのほうへと向かう、**人体で最も太い血管**のこと。太さは約2～3センチで、親指と同じくらいの直径があります。**大動脈解離は大動脈の血管壁に内腔《くう》（真腔）とは別のすきま（偽腔）ができて、**内膜が縦方向にはがれます。

解離が始まると、**突然、激しい痛み**に襲われます。そして、胸や背中が痛み、解離が広がるにつれて**痛みが移動**していきます。そのため、こうした激痛が起こったら、**すぐに救急車を呼ぶ**などして病院を受診してください。

大動脈解離の**大きな原因は高血圧**です。そのため血圧が高くなりやすい**50代から発症が多くなり、70代でピーク**となります。

なお、大動脈解離は、解離部が心臓に近い上行《じょうこう》大動脈を含むかどうかによってA型とB型に分けられます。

## 大動脈解離の分類（スタンフォード分類）

**A型は上行大動脈に解離があるタイプ**で、心臓から送り出された血液が強い勢いで解離部に直接当たるため、**血管が破裂を起こす危険性が高く**なります。特に、心臓を包んでいる膜の中に血液がたまる**「心タンポナーデ」**が起こると、心臓は正常に動かず、心停止と同じ状態となります。

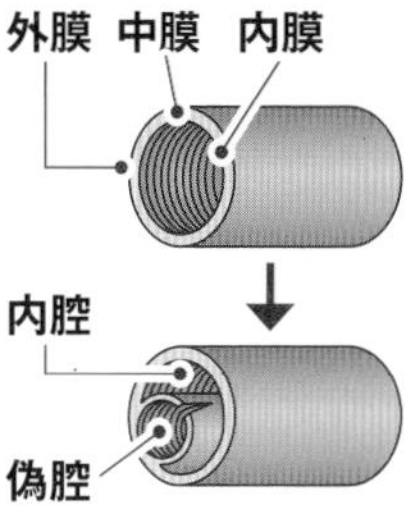


大動脈解離とは血管壁の内膜に裂けめができ、内腔とは別のすきま（偽腔）ができる状態をいう。

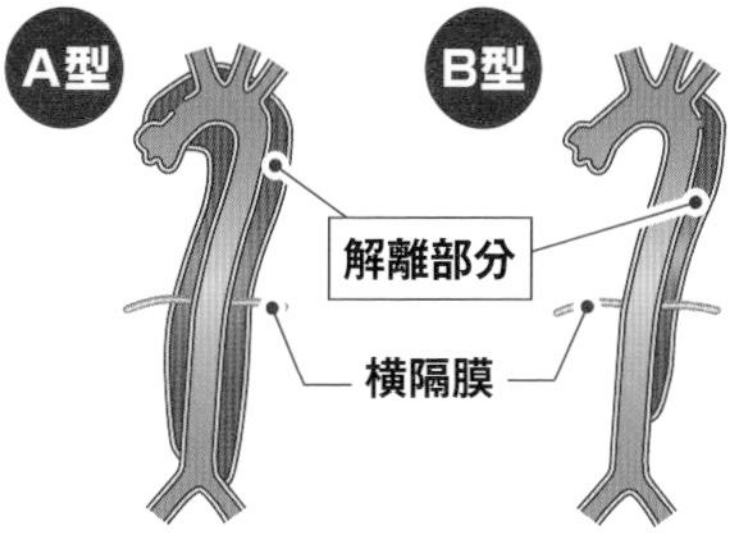


上行大動脈に解離があるA型は数秒で意識を失う「心タンポナーデ」などを引き起こすので、B型より致死率が高い。

A型は
危険性大
！

一方、**上行大動脈に解離がないのがB型**で、解離の部位が心臓から離れているため、A型に比べ**血管の破裂の危険性は比較的少ない**です。

A型とB型を比較すると、**A型のほうが致死率は高く**、48時間以内に手術を受けないと約5割の人が死亡するといわれています。

血圧が急激に上がると、動脈に強い圧力がかかって大動脈解離が起こりやすくなります。**冬の朝は交感神経（心身を活動的にする自律神経）が優位となって血管が収縮し、血圧が急上昇**します。特に発症リスクの高い高齢者は、室内を暖かくしてからゆっくりと行動するなどを心がけてください。

# 大動脈が肥厚し破裂さえ招く「大動脈瘤」も心配で、声がれや息苦しさがあれば要注意

心臓から始まり全身に血液を送る**大動脈に血液が入り込み、それによってこぶが生じて破裂しやすくなった状態を「大動脈瘤《りゅう》」**といいます。

大動脈瘤は、発生した部位によって、**横隔膜から上は「胸部大動脈瘤」、下は「腹部大動脈瘤」**に分類されます。大動脈瘤が怖いのは、**大きくなったこぶが破裂する「大動脈破裂」**が起こり、**突然、胸や背中の激しい痛み**や**腹痛**が現れ、ショック状態に陥り、**生命に危険が及ぶ点です**。こうした場合、救急車を呼び、病院を受診することが重要です。

大動脈瘤破裂は極めて死亡率が高く、緊急手術を行っても助かる見込みが少ない非常に重篤な病気です。そのため、まずは大動脈瘤の発生に気づき、破裂する前に対処することが重要です。

大動脈瘤は、自覚症状が乏しいまま大きくなるケースがほとんどです。しかし、心臓の上部から出てのどの下でカーブしている大動脈にできたこぶが大きくなると、**発**

## 大動脈瘤や破裂が疑われるサイン

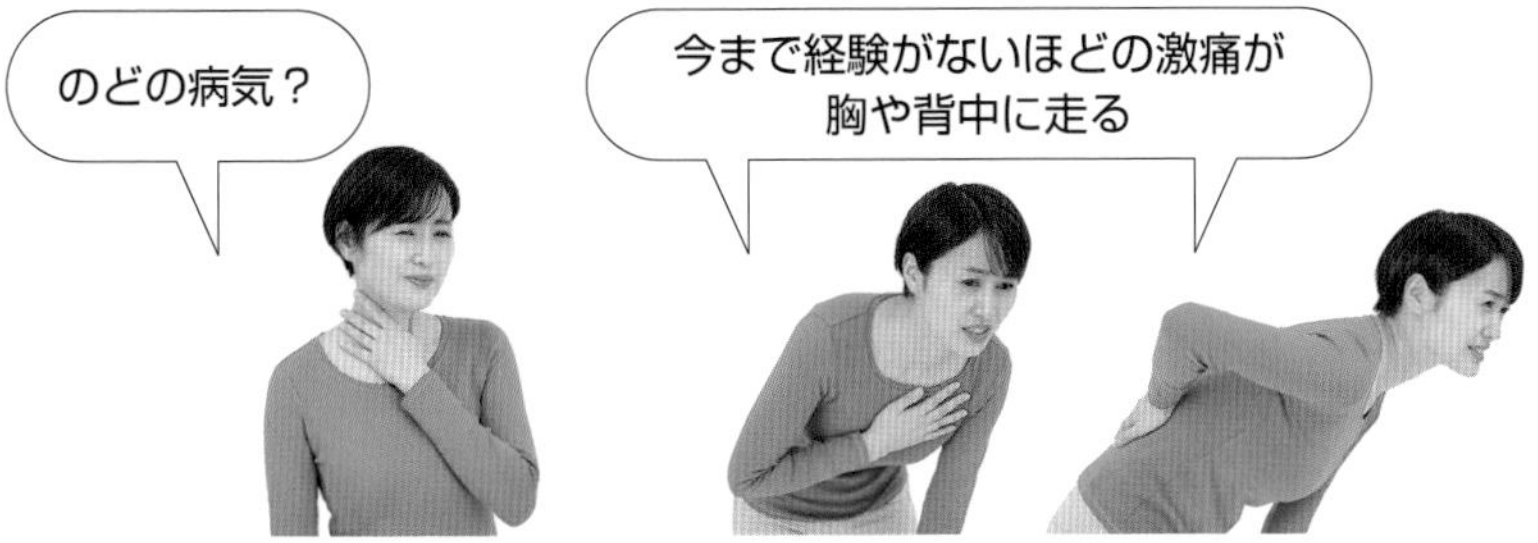
のどの病気？
今まで経験がないほどの激痛が
胸や背中に走る

- **胸部や背部に強烈な痛みがあれば大動脈瘤の破裂・解離が起こっている可能性が大**

  胸部・背部の激痛はしばらくすると和らぐことがある。急性腰痛などと誤認して放置すると、生命に危険が及ぶことがあるので、痛みがある場合は我慢しないこと。

- **のどに近い大動脈に大動脈瘤ができた場合**
  - 声がしわがれる
  - 飲み込みにくい
  - 息苦しい
- **腹部に大動脈瘤ができた場合**
  - 腹部に脈打つものがある

**声に使う神経が圧迫され声がれ**が起こりやすくなります。また、のどに近い大動脈にこぶが発生した場合は、**気管が圧迫されると息苦しさが、食道が圧迫されると飲み込みにくさ**（嚥下《えんげ》障害）の起こることがあります。

さらに、**腹部に大動脈瘤が生じると、おなかを触ったときに、「ドクン、ドクン」と血流の拍動を感じる**ケースも見られます。以上のような症状があったら、病院を受診してください。

できれば、ふだんから家庭用血圧計を使い、**左右の腕で血圧を測定**することをおすすめします。**左右の腕で20ミリ以上の血圧差**がある場合、血圧の低いほうの血管がつまりかけている可能性があります。その場合、速やかに医療機関を受診しましょう。

# 大動脈瘤・解離はステントと人工血管などで治療できる時代になり、長期成績も向上している

ここでは、大動脈解離《かいり》や大動脈瘤《りゅう》の治療について、述べていきましょう。

大動脈解離は、A型とB型で手術のタイプが異なり、解離が心臓に近いA型では**解離がある血管を化学繊維の人工血管に取り換える外科手術（人工血管置換術という）**を、解離が心臓から離れたB型では**足のつけ根からカテーテルを挿入してステントグラフトという人工血管を挿入する「ステントグラフト内挿術」**を行います。

人工血管置換術は、人工血管の耐久性や手術技術の向上で長期成績も向上しています。ただし、胸やおなかを大きく開くため、負担が大きいという難点があります。ステントグラフト内挿術は、体への負担が少なく高齢の患者さんでも受けられます。

大動脈瘤の場合、**破裂の危険が少なければ、降圧薬で血圧を安定させ、経過観察**を行うのが第一選択になります。ただし、こぶが大きく、**破裂の危険が高い場合は、ステントグラフト内挿術や人工血管置換術**を検討します。いずれの治療法も、経験が豊富で、循環器内科と心臓外科が密に連携している病院で受けるといいでしょう。

# 寒暖差を小さくする、首を保温する、夜に納豆を食べるなど血管事故の発生予防策はこれが必須

心筋梗塞《こうそく》や脳卒中、大動脈解離《かいり》などのように血管がつまったり、破れたり、裂けたりする血管事故を防ぐには、何より**高血圧の管理**が重要です。

特に怖いのが、**気温が下がる冬**です。冬は、血管が収縮して、血圧が他の季節よりも高くなります。特に70歳以上になると、環境の変化への適応能力が低下し、血圧が大きく上昇するので注意が必要です。

例えば、暖かい屋内から寒い屋外に行ったり、寒い脱衣所や浴室から熱い湯につかったりすると、**急な温度変化によって血圧が急激に上昇したり下降したり**して、血管事故が起こりやすくなります。それを防ぐには、お風呂に入る前に脱衣所をヒーターなどで暖めておく、浴室内は浴槽のふたを開けておく、シャワーを2～3分出し続けたりするなどの工夫をして、**寒暖差を小さくする**ことが有効です。入浴時はいきなり湯船に入らずに必ずかけ湯をすることも大切です。心臓から遠い足元から順にかけ湯をして体を慣らしていきましょう。

冬の外出時は、厚手のコートに加え、手袋や帽子を着用して**防寒対策**をします。朝、新聞を取りに行くようなちょっとした外出でも、しっかりと防寒しましょう。中でも、**首のまわりは、太い動脈が体表近くを通っていて気温の影響を受けやすい**ところです。**マフラーなどで首を保温**すると効果的です。

食生活については、**塩分のとりすぎ**にも注意が必要です。塩分を過剰に摂取すると、血液中にナトリウムが増加して、それを薄めようと尿量を調節して一時的に血液量が増加するため、血管への圧が高まります。最近は、減塩食品の種類が増えています。例えば、みそ汁に使うみそや、ふだんよく食べるお菓子やおつまみなどを**減塩食品**に替えるだけで減塩効果が十分期待できます。味つけのさいに塩を減らし、代わりに酢を使うのもいい方法です。

夜、ぜひ食べてほしいのが納豆です。納豆は日本の伝統的な発酵食品で、**ナットウキナーゼという血栓《けっせん》（血の塊）を溶かす**働きをする酵素も含んでいます。また、納豆に含まれる**アルギニンには、血管の修復・再生（血管リモデリング）に役立つ成長ホルモンの分泌《ぶんぴつ》を促す**働きがあります。成長ホルモンは入眠して最初の90分に多く分泌されます。夜、納豆からアルギニンを摂取すれば、この成長ホルモンの分泌を助けることができます。

第8章

# 70代80代でも間に合う！
# 家事・入浴・睡眠など少しの工夫で
# 血管寿命がすごく延びる
# 朝昼晩の24時間スケジュール

朝

# 起床時は血圧の急上昇で血管が傷みやすく、大きい音の目覚まし時計で起きるのはさけよ

人間の体には、太陽が昇ったら体温が上昇して活動を始め、夜になると体温を下げて体を休ませる**「体内時計」**が備わっています。体内時計は、自律神経（無意識のうちに血管や内臓の働きを支配する神経）の働きやホルモン分泌《ぶんぴつ》と関係していて、血管の劣化を防ぐには体内時計のリズムに合わせたメリハリのある生活を送ることが大切です。

自律神経のうち、**心身を活動的にする交感神経が優位になると血管が収縮して血流が悪くなり、心身をリラックスさせる副交感神経が優位になると血管が拡張して血流がよくなります**。朝の起床時は、生理的に交感神経が優位になり血圧が上昇するため、大きな音の目覚まし時計が鳴ると、血圧が過剰に上昇して心拍数が上がります。すると、血管の劣化が進んだり、心筋梗塞《こうそく》や脳梗塞といった血管事故を起こしたりする危険が高くなります。そのため、血管の劣化を防いで血管寿命を延ばすには、起床時は、**優しい音楽を目覚まし代わりにセットする**か、**音が徐々に大きくなる目覚ましを使う**などして、心身が緊張しないように気をつけてください。

朝

# 起床後1時間以内に朝日を浴びるとホルモン分泌のリズムが整い カーテンを開けるだけでもいい

1日24時間、体内時計のリズムに合わせて生活するには、朝、起床したら、**カーテンを開けて太陽の光を浴びる**ことが重要です。体内時計の働きには、夜に入眠を促す**「メラトニン」**という睡眠ホルモンが深く影響しています。メラトニンの分泌《ぶんぴつ》は光によって調節されていて、朝、光を浴びると、分泌が止まって心身が活動的になり、その14~16時間後に入眠を促すために分泌が始まる性質があります。そのため、**朝7~8時に起床して光を浴びれば、夜の9~11時にメラトニンの分泌が始まり入眠が促されます**。そこで、**朝、カーテンを開けて5分ほど朝日を浴びる**だけでも、メラトニンの分泌のリズムが正されて血管の劣化を防ぐことにつながります。

また、メラトニンの分泌を調節するのに大切なのは、毎日決まった時間に起床することです。前日に夜ふかしをしても、翌日は起床時間をそろえるようにしてください。

## メラトニンの分泌

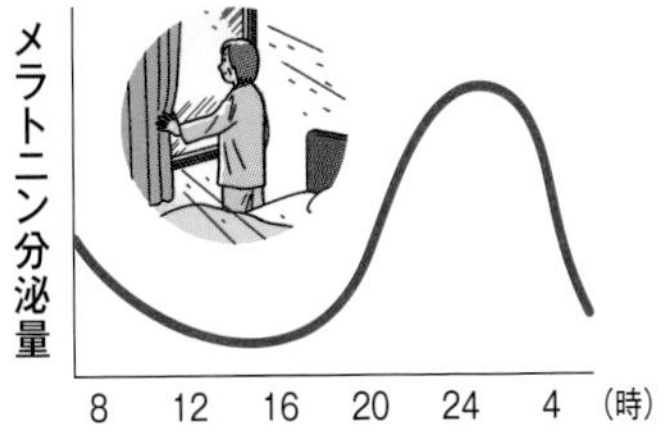


起床時に朝日を浴びると夜間のメラトニンの分泌がよくなる。

# 運動をするなら朝食の1時間後がよく、高い血糖値を下げる効果に優れ転倒の危険も少ない

朝、ウォーキングなどの運動を行うのは心地いいものです。第4章で紹介したニコニコ歩きを午前中に行うのも、いい運動習慣になるでしょう。

しかし、起床後すぐの運動は危険なのでおすすめできません。**起床直後は交感神経（心身を活動的にする自律神経）と副交感神経（心身をリラックスさせる自律神経）が入れ替わる不安定な時間帯**なので、**血栓《けっせん》が作られやすくなり脳梗塞《こうそく》や心筋梗塞が起こる危険が大きい**といえます。そのため、運動するなら起床して1時間はたってから行うようにしてください。

また、**65歳以上の高齢の人は、朝食後1時間以内の運動もさけてください。食べ物を消化している時間は血圧が下がりやすく意識が遠のき転倒するリスクが高い**ため、食後1時間はたってから運動するようにしましょう。血糖値が高い人も、朝食後1時間ほどたったころの運動がおすすめです。**食後の血糖値の上昇は1時間ほどでピークになるため、そのタイミングで運動を行うと効率よく血糖値を下げられます。**

昼過ぎ

# 昼食後に30分以内の昼寝をするとよく、脳の血流がよくなり認知症の発症リスクも減る

昼過ぎの**14時ごろ**は、**一時的に眠けが増大**する時間帯です。血管の劣化を防いで血管寿命を延ばすには、**15〜30分程度の昼寝**をすることをおすすめします。30分以内の短めの昼寝（欧州ではシエスタという）をすると、心筋梗塞《こうそく》や認知症の発症リスクが低くなるという研究があります。これは、短めの昼寝をすると、眠けが取れて集中力が高まったり、血圧が下がったりするためだと考えられます。

ただし、**それ以上の長時間の昼寝をすると逆効果**で、認知症の発症率が昼寝をしない人の約2倍にまで高まるとの報告があります。短めの昼寝をするには、必ず30分後に徐々に音が大きくなるタイプのアラームをセットしておきましょう。体を横たえると熟睡してしまうおそれがあるので、ソファーや机で**目を閉じておくだけでも効果的**です。

## 昼寝で認知症リスクが低下

出典：Asada T 2000

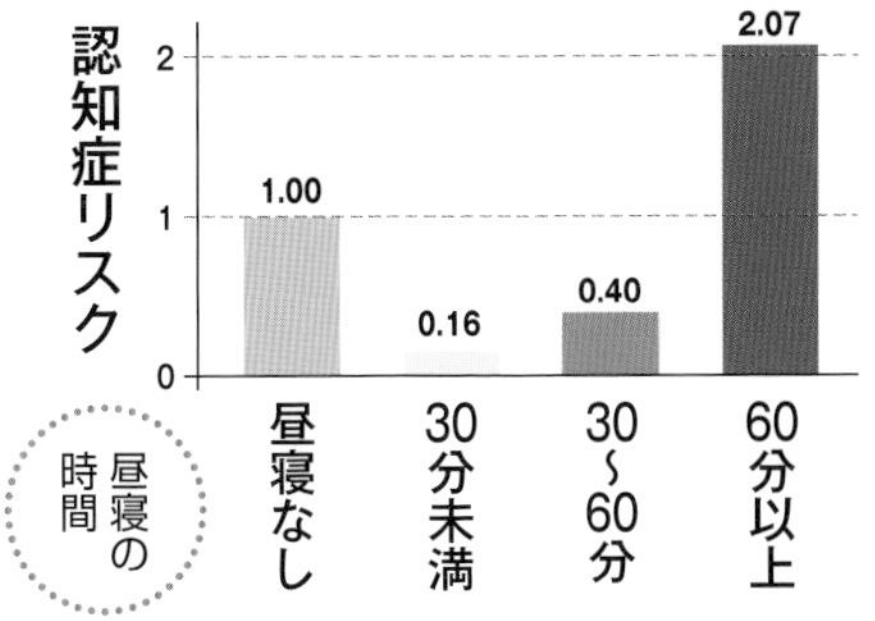

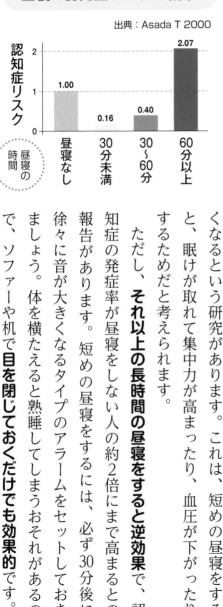

午後

# テレビ視聴や家事で座りっぱなしの人は血管の劣化が心配で、30分に1度は立つのが大切

午後になると心身を活動的にする交感神経の働きが落ち着いてくるので、集中力を必要としない作業が向いていています。定年後の人は、テレビを見たり、簡単な家事をしたりして過ごしている人もいるでしょう。現役の場合は、デスクワークをしている人もいると思います。こうしたとき、イスに座ったり、ゴロゴロしたりしている時間が長い人は要注意です。**座りっぱなしの習慣は、肥満や糖尿病、脳血管疾患《しっかん》の発症率が高く、血管寿命を縮める大きな原因になります。**ある研究では、座っている時間が8時間以上の人は、死亡率が60％上昇したというデータがあります。

これは、**下半身の筋肉があまり使われない**ためです。すると、**心臓から送り出された血管が足の静脈にたまり、滞った血液がドロドロになって血管の劣化が進む**ためだと考えられます。こうしたことを回避するには、まず、30分に1度は立ち上がって歩くようにしましょう。また、第4章で紹介した「かかと上げ」や「片足立ちエクサ」を行うのもおすすめです。

夜

# 入浴は一酸化窒素の分泌を増やし血管の修復を促す好機で、10分ほどの41度C入浴が最高

夜の入浴は、血流を促して血管寿命を延ばす絶好のチャンスです。入浴すると、**血流がよくなり、血管内皮細胞での一酸化窒素《ちっそ》（NO《エヌオー》）の産生量が増え**ます。

私たちが所属する抗加齢センターと京都大学の共同研究で、873人を対象に入浴の方法（湯温や入浴の回数）と、血管年齢（上腕足首脈波伝播速度）・心臓の負担の度合い（血液中のBNP*濃度）の関係を調べた結果、週5回以上、浴槽に浸かって入浴する人は、週4回以下しか入浴しない人に比べて血管年齢が若く、心臓のトラブルの不安も少ないことが判明したのです。

抗加齢ドックでは、**41度Cの湯に、10分程度、入浴することをおすすめしています**。ほどよく血流が促され、一酸化窒素が適度に産生されます。42度C以上の熱すぎる湯だと、交感神経が刺激されて血圧や血液の粘度が上がり、心臓に負担がかかったり、血栓《けっせん》ができやすくなったりするおそれがあります。なお、脳卒中や心臓病に罹患《りかん》したことのある人は、39度C以下のぬるめの湯がいいでしょう。

＊BNPとは「脳性ナトリウム利尿ペプチド」のこと。心臓に負荷がかかったときに心臓を守るために分泌されるホルモン。

夜

# 就寝中は傷んだ血管を修復する**成長ホルモン**が分泌され、**長生き睡眠時間は7時間**が目安

血管寿命を延ばすためには、質のいい睡眠を取ることが重要です。就寝中は、メラトニンや成長ホルモンが分泌《ぶんぴつ》されます。メラトニンには血管の劣化を防ぐ作用が、成長ホルモンには血管の修復・再生を促す作用があるため、**高血糖や高血圧、肥満、脂質異常症など**、血管の病気の改善につながるのです。

近年、特に注目されているのが、**睡眠と認知症の関連**です。

脳は1000億個以上の神経細胞と、神経細胞に栄養を供給するグリア細胞で構成されています。就寝すると、特にノンレム睡眠という深い睡眠時間帯にグリア細胞（アストロサイト）が収縮してすきまが生じ、認知症の原因物質とされるアミロイドβ《ベータ》などの老廃物が血流や脳脊髄液《せきずいえき》によって排出される可能性が報告されてきました。そのため、良質な睡眠を取れば脳脊髄液や血流によって老廃物の排出が促され、認知症のリスクを下げることにつながると考えられるのです。**血管寿命を延ばす理想的な睡眠時間は、7時間を目安に考えるといいでしょう。**例えば、日本人11万人の睡眠の統

計を取った論文では、睡眠時間が7時間より短いほど寿命が縮まり、逆に8時間より長くなっても寿命が短くなると報告されています。ほかにも、「睡眠時間が6時間未満の人は、高血圧や糖尿病になるリスクが上がる」という研究もあります。

とはいえ、必要な睡眠時間には個人差があり、高齢になると睡眠時間は短くなる傾向もあります。大切なのは、**「睡眠時間が短くても、長すぎても、体によくない」ということ**です。

7時間を目安として、多少の差はあっても起床時にスッキリと目覚められれば十分に睡眠は足りていると考えられます。逆に、疲れが残っていたり、目覚めが悪かったり、日中に眠くなったりする場合は、睡眠の質が悪いといえます。その場合、睡眠を阻害するNG習慣をしていないかをチェックするといいでしょう。

## 7時間睡眠が最もリスクが低い

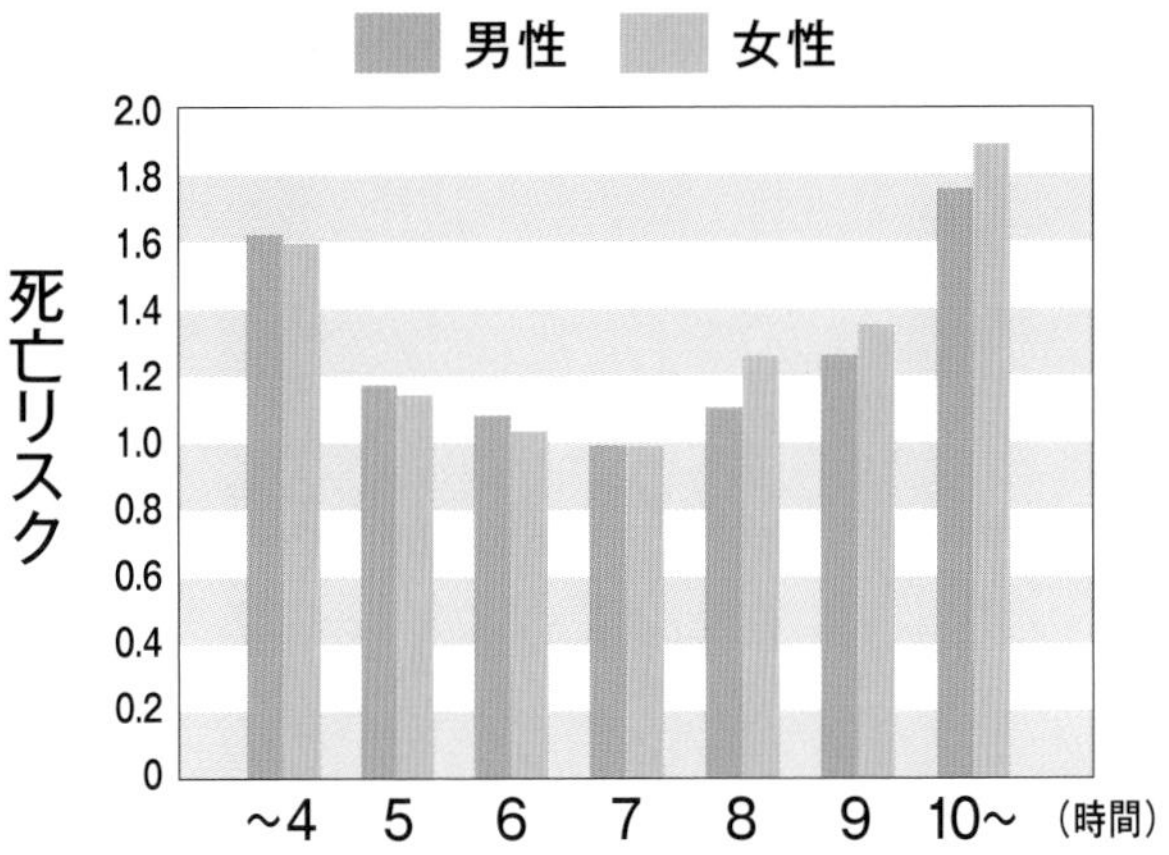


40～79歳の男女約11万人を対象に、睡眠時間などの生活習慣を問診票に記載してもらい、10年間追跡した結果。死亡率が最も低かったのは男女とも睡眠が7時間と答えた群で、睡眠がそれ以上長くても短くても、死亡率は高くなった。

出典：名古屋大学大学院の玉腰暁子助教授のデータ（2004年）に基づき作成

夜

# 寝る直前までテレビを見る、夜に運動をする、紅茶を飲むなど熟睡を妨げるNG習慣

夜の睡眠の質をよくするためには、次のようなNG習慣は控えてください。

まず、部屋の照明です。近年、部屋の照明に使われる**LEDライトには、目に入ると交感神経（心身を活動的にする自律神経）が優位になってメラトニンの分泌《ぶんぴつ》を阻害して、体内時計の働きを乱す作用があります**。部屋が明るいと眠りの質が悪くなるため、就寝1時間前には照明をやや暗めにするといいでしょう。テレビやスマートフォン、パソコンといった電子機器の画面が発する光にもメラトニンの分泌を阻害するブルーライトが含まれているので、電子機器の画面を見るのは控えましょう。

寝つきが悪い人は、就寝の3時間前までには夕食をとるようにしてください。脂っこい食事や揚げ物のような食事は、消化に時間がかかり胃の負担になるので、就寝前にとるのはよくありません。当然ながら、コーヒーや紅茶などカフェインの入った飲み物もさけてください。このほか、**夜の19時以降に息が弾むほどの運動をすると、交感神経が優位になって睡眠に悪影響が及ぶ**可能性があるので、よくありません。

第9章

# 80歳の壁を超え、人生100年時代を元気に生きる！最新データでわかった血管寿命が延びて幸せ長寿者になる生き方

# 何歳になっても人生を楽しみ幸せを感じる人ほど血管寿命は長く、7・5〜10年長生きすると判明

これまで、血管を修復して寿命を延ばし、100歳まで元気に生活するための運動や食事、生活のメソッドを述べてきました。最後の章で述べたいのは、血管寿命を延ばすには何より**「幸せでいることが大切」**ということです。2011年に**「幸せな人は幸せでない人に比べて寿命が14％も長い」**という研究が発表されました。この研究は楽観性・悲観性と心疾患《しっかん》の関係についての複数の研究を分析したもの（メタアナリシス研究という）で、**幸せな人ほど血圧や血糖値が低かったり、事故に遭いにくかったりして寿命が長く、先進国では7・5〜10年も長くなる**ことが発表されたのです。

健康のために生活習慣を改めることは大切なことです。とはいえ、そのために**好きな食べ物を我慢したり、無理して運動をしたりして、ストレスをためたら本末転倒です**。健康を害しない範囲で人生を楽しみ、幸せ気分でいることが血管寿命を延ばして充実した人生を送ることにつながります。この章では、このことについて、最新の研究を交えながら述べていきましょう。

# 80歳を過ぎたら病気の治療や検査値に一喜一憂せず、そのときの最高の体調をめざすのが大切

近年、私が専門とする抗加齢医学の分野で新たなキーワードとして知られるようになっているのが、**「オプティマルヘルス」**という言葉です。「オプティマル」とは、「最善の・最上の、最も望ましい」という意味で、**自分の年齢や生活環境の中で、一人ひとりが望ましい形で最善な健康状態を実現していくことをめざします。**

老化ドミノを招き、80歳の壁を超えられない人は、残念ながら生活習慣やストレスのために必要以上に血管の衰えが進んでいます。そうした余計な劣化については、生活習慣を改めるなどして改善をめざします。

とはいえ、誰しも年相応の自然な老化はさけられません。50歳には50歳の、80歳には80歳の最善の健康状態があるのです。自然な老化は受け入れ、その人の年齢や環境で望める最善の状態を目標にすればいいのです。オプティマルヘルスでは、**「病気であっても無理に治そうとせず、その人なりに満足して人生を送ればいい」**という考え方があります。血圧や血糖値が高いからといって、無理につらい習慣を自分に課し

## オプティマルヘルスのイメージ

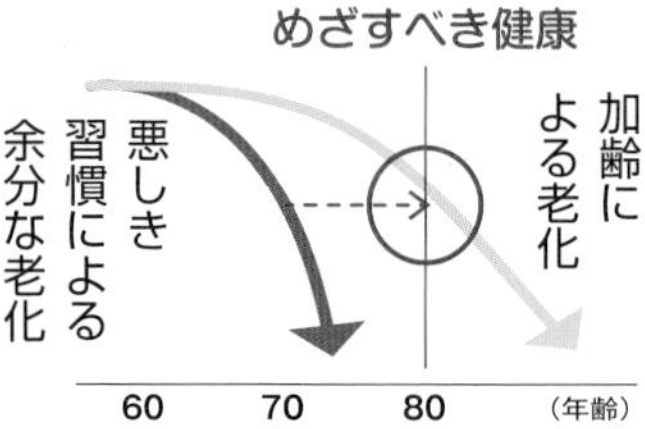

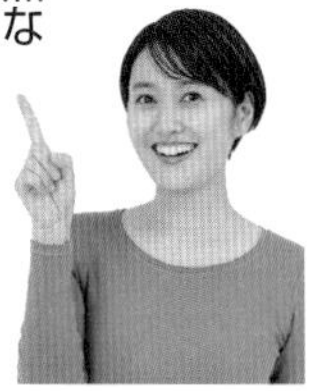

自然な加齢変化は受け入れて、その人の最善の体調をめざす。

て正常域に下げようとしても、継続できません。健康のための取り組みがストレスになったら本末転倒です。幸せでなければ、かえって健康を害してしまいます。

また、血糖値がやや高めであっても、血糖降下薬を使うと下がりすぎて、命に危険を及ぼす可能性が高い場合もあります。高い血圧を薬でコントロールしていたら、体がだるくて動けないということもあるでしょう。厳密に数値をコントロールするよりその人にとって心地のいい生活が送れるように調整すればいいのです。

そのためには、主治医と相談して、自分に合った治療やセルフケアに取り組むことが大切です。もし、医師から「この薬は必ず飲まなければいけない」と押しつけられたり、不調を訴えても「検査値は正常だから大丈夫」といわれたりして、意に沿わない方針を立てられたら、**主治医を変えるのも一つの方法**です。

話を聞かない医師は、目の前の患者さんの気持ちに配慮できていない証拠です。これからは、**医師も患者さんの多様な価値観に寄り添い、医療を提供することが求められます**。医師と患者さんも人と人なので相性が悪い場合もあります。相性が悪いと感じたら、別の主治医を探すことは決して悪いことではありません。

# よく笑い、よく話すほど血糖値の上昇が防げるとわかり、血管寿命も延びる

幸福感を得るために心がけてほしいのが、**よく笑うこと**です。よく笑うと、血液中のストレスホルモンが減って幸せホルモンのセロトニンが増えたり、高い血糖値が下がったり、免疫細胞が活性化したりと、さまざまな効果があると考えられています。

筑波大学の村上和雄《むらかみかずお》名誉教授は、平均63歳の糖尿病患者19人に、1日めには「医学部の難しい講義」を、2日めには「漫才」を見てもらい、両日の食後の血糖値を測定したところ、漫才を見た2日めは血糖値が平均46ミリグラムも低くなっていたことを確認しています。こうしたことから、人と楽しく談笑したり、テレビのお笑い番組を見たり、落語を聞いたりして、生活の中でよく笑う時間を設けるようにしましょう。

「何を見ても面白くないので笑えない」という人は、作り笑いでもいいのです。顔の筋肉から脳へと笑顔を作ったときの信号が送られ、自然な笑いと同じ効果を得られます。ときには**「幸せだから笑う」**のではなく、**「笑うから幸せ」**と考えるのも、大切なことなのです。

# 100歳まで元気でボケにくい人の共通点は、趣味と人づきあいの多さと最新研究で確認

私が抗加齢ドックで診療していると、80歳を過ぎても元気で幸せな人は、趣味を楽しんでいたり、人づきあいが多かったりする傾向があります。

**趣味を持つことが血管寿命を延ばすのに役立つ**ことは、いくつかの研究で確認されています。例えば、国立がんセンターが6万人を対象に、1993年から2012年まで追跡して、がん・脳卒中・心筋梗塞《こうそく》などの発症率を調べた研究では、対象者のうち趣味がない人の群に比べ、趣味のある人の群では循環器疾患《しっかん》（心筋梗塞や脳卒中）の発症のリスクが10%低く、趣味がたくさんある人の群では20%低いという結果が得られています（左ページのグラフ参照）。

人づきあいも大切です。最近の研究によれば、寂しさを感じる高齢者は、憂うつ、認知症、脳卒中、心疾患、高血圧の発生リスクが高まると報告されています。この健康被害は**タバコを1日15本吸うことと同様のリスクがあり、早死にするリスクが30%増加する**と考えられています。

そこで現在、趣味も人づきあいもないという人におすすめなのが、**地域のボランティア活動**に参加することです。地域の自治体や社会福祉協議会などに行くと、地域の見守り活動や、高齢者施設や障がい者支援など、健康な60代70代の人が参加できるボランティア活動がたくさんあります。地域の役に立てれば、自信や生きがいも得られるでしょう。東京都長寿医療センター研究所によると、ボランティアや趣味の活動に月1回以上参加している高齢者は、4年後も生活機能が維持されている傾向が高いことも確認されています。

また、友達と楽しめる趣味があると理想的です。おすすめなのは**カラオケ**です。カラオケは、友達との楽しい交流の場になるだけでなく、**歌詞を目で追いながら歌うため集中力や注意力を要するので、脳の刺激になります。しかも、声を出すことで有酸素運動にもなって血管寿命を延ばすのに最適**です。**囲碁**や**将棋**も、友達と知的なゲームを楽しめる絶好の趣味といえます。**友達と旅行**に行くのもいいでしょう。

中には、人づきあいがストレスになるという人もいます。そうした人は、一人で映画や絵画を鑑賞したり、一人旅をしたりするのも、素晴らしいことです。

### 趣味と循環器疾患の関係

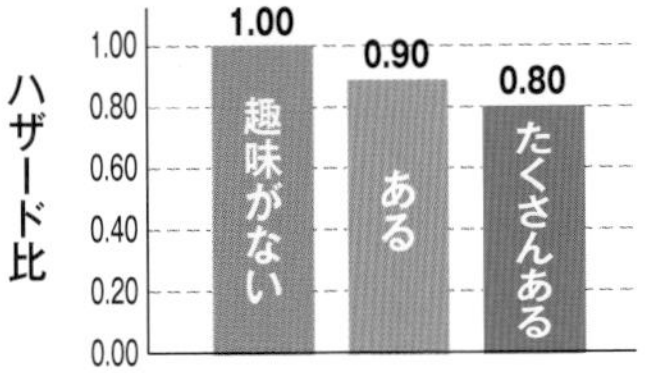


趣味が多い人ほど循環器疾患の危険が少ない。

出典：国立がんセンターの研究より

# 気持ちが若い人ほど体の年齢も若く何歳でもおしゃれを楽しむのが大事

何歳になっても**「気持ちが若い」**といわれる人がいます。こうした気持ちの若さは、実際の心身の若さも左右することがいくつかの研究で確認されています。

例えば、フランスのモンペリエ大学で65歳以上の約1万7000人を対象に行われた研究では、自分を何歳だと思うかを示す**「主観年齢」**が実年齢より8～13歳上の人は、死亡や病気のリスクが高くなることが報告されています。つまり、気持ちが老けていると、寿命が短くなって病気にもかかりやすくなるのです。

また、ハーバード大学で、被験者に髪形や髪の色を若々しく変えてもらう試験を行った結果、気分が良好になり血圧が低下したことが報告されています。しかも、その被験者の写真の髪形の部分を切り抜いて第三者に魅力を判定してもらうと、多くの人が「以前より見た目が若くなった」と評価されました。つまり、**髪形を変えたから若く見えたのではなく、実際に肌や表情まで若返ったと評価された**のです。

みなさんも**「もう年だから」と考えず、おしゃれや若作りを楽しむこと**が大切です。

# 人にいえない不満や悩みはノートに書き出すだけでも軽くなり、高い血圧も下がると確認

誰しも、どうしてもクヨクヨしてしまったり、後悔したり、幸福感が得られなかったりというときもあると思います。そうしたときにおすすめなのが、**ノートに不安やわだかまりをどんどん書くこと**です。人に見せるわけでもないので、悪口や汚い言葉を書いてもかまいません。手書きのノートを使うほうが効果的です。

これは、**エクスプレッシブ**（表現すること）や**筆記療法**と呼ばれる方法です。

心の中を書き出すことで、自分がとらわれている問題を一歩引いて客観視できたり、重荷を下ろしたりするような感覚が得られます。エクスプレッシブの効果はさまざまな研究で調べられていて、**高い血圧**が下がったり、**気管支ぜんそく**が回復したり、**幸福感が高まったり**する効果が報告されています。

## 筆記療法の効果

- 自分がとらわれている問題を一歩引いて客観視できる。
- 重荷を下ろしたような感覚が得られる。

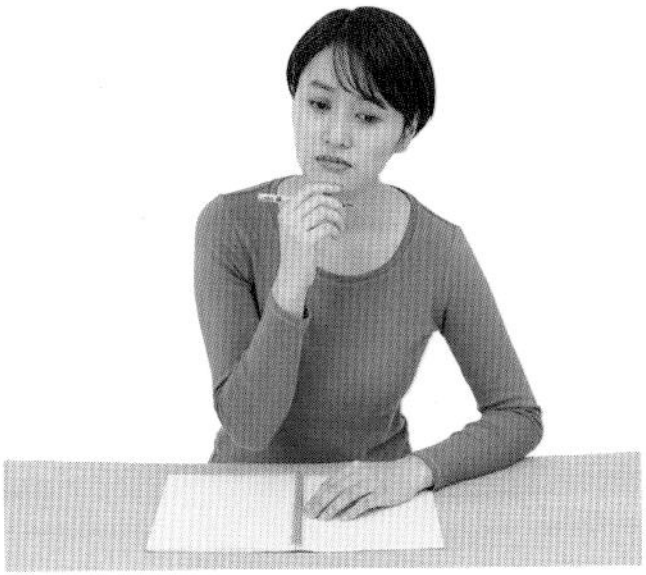

著者紹介

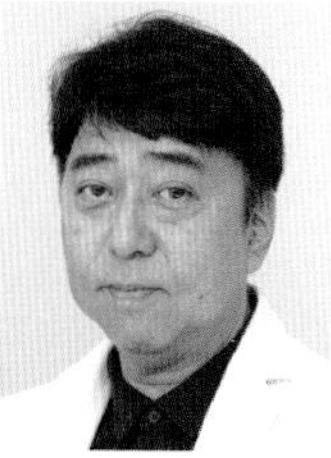

**伊賀瀬道也**（いがせ・みちや）

**愛媛大学大学院医学系研究科抗加齢医学講座教授**
**愛媛大学医学部附属病院 抗加齢・予防医療センター長**

1964年愛媛県松山市生まれ。1991年、愛媛大学医学部卒業後に第二内科（循環器）に入局。その後、公立学校共済組合近畿中央病院循環器内科（研修医）、米国Wake Forest大学・高血圧血管病センター（リサーチフェロー）、愛媛大学大学院老年神経総合内科特任教授などを経て2019年4月より現職。

国立大学教授・血管の名医が教える
**80歳の壁を超える**
# 血流がみるみるよくなる
# 体の治し方大全

2024年 1月16日　第1刷発行

著　　者　伊賀勢道也
編 集 人　水城孝敬
企　　画　石井弘行
編　　集　わかさ出版
編集協力　オーエムツー／荻 和子　梅沢和子
装　　丁　下村成子
本文デザイン　赤坂デザイン制作所
イラスト　デザイン春秋会　前田達彦
撮　　影　小野正博（fort）
モ デ ル　三橋愛永
発 行 人　山本周嗣
発 行 所　株式会社文響社
〒105-0001　東京都港区虎ノ門2丁目2－5
共同通信会館9階
ホームページ　https://bunkyosha.com
お問い合わせ　info@bunkyosha.com
印刷・製本　株式会社光邦


ISBN 978-4-86651-708-7

本書は専門家の監修のもと安全性に配慮して編集していますが、本書の内容を実践して万が一体調が悪化する場合は、すぐに中止して医師にご相談ください。また、疾患の状態には個人差があり、本書の内容がすべての人に当てはまるわけではないことをご承知おきのうえご覧ください。本書の情報は、発売日時点の情報に基づいています。